性依存症のリアル

榎本 稔 編著

金剛出版

はじめに

榎本　稔（榎本クリニック）

　昨年，わが国ではじめての成書，「性依存症の治療――暴走する性・彷徨う愛――」を出版した（2014 年 6 月）。読者からの反応は，「少しアカデミックで読みづらい」，「性依存症とは何か，よくわからない」，「もう少し，性依存症のリアルな本当の姿を知りたい」などの意見をいただいた。そこで，続刊として，「性依存症のリアル」を刊行することになった次第である。
　性というと，下半身のことだけのように思われるが，それは大きな間違いである。美術，文学，宗教，映画，演劇，服装，結婚，職業など全般について，「性とこころ」の問題を絡んでいる。そして，風呂やトイレなど社会全般のさまざまな人間生活にも結びついている。
　性は心の問題であり，人格の問題であり，性とこころは深く結びついている。
　古代においては，性はむしろ「畏敬」の対象として肯定的な存在であった。また，神秘的な自然現象に対する人間の驚異と畏敬の念に発している宗教と同様に，生命の神秘も大きな驚きであり，生殖能力を表象する男根や女陰が性器崇拝信仰となり，生殖行為自体が神の創造の再現を意味するものであった。そして古今東西，人々は愛と性を求め，憧れ，愛と性のファンタジーに酔いつつある。
　愛と性の歴史をみると，ギリシャ神話や源氏物語のエロスの愛は，自由奔放であり，豊かであり，愛と性を生きていた。何世紀もの間，人間は愛を美辞麗

句で飾り立て，気高い愛という幕のうしろに，性（愛）を隠してきたが，宗教や道徳や既成の価値観やタブーから解き放たれた現代人に，戦後，豊かな経済状況と都市化のもと愛と性の革命が起きた。

　抑圧と禁忌と欲求不満の窮屈な時代は終わり，健康的な開放主義にうながされて，新たな愛の自由が広まり，男女は交流し，よく生きるために恋愛を謳歌するようになった。お互いの愛情に基づいた結婚（恋愛結婚）が次第に広まり，自分が選び愛情で結ばれた人と一緒に暮らすことが幸福の基本であると主張するようになった。愛こそが夫婦の絆となり，恋愛とともに性愛もタブーから開放され，女性たちは海辺へ出かけ，水着で歩き，パラソルの下で身を横たえ，街の中ではショートパンツやキュロットスカートを身につけ，身体が徐々に露出していくようになった。

　映画や娯楽の中にも性愛の表現が大胆にとりいれられ，愛と性は不可分に結びつき，夫婦関係もエロス化していく。性愛はエデンの園となったのである。

　1968年以降，大学紛争が全国に広がり，第二次フェミニズム運動が世界的規模で台頭し，展開した。女性たちは高学歴化とともにますます社会進出し，結婚後も働く女性が増えてきた。男女関係にも変化があり，「草食系の男子，肉食系の女子」と言われるようになった。女性の意のままに動く草食系男子の出現は，もしかすると女性がそれを求めた結果なのかもしれない。シングル化，非婚化，同棲化，晩婚化，少子・高齢化が進み，家族神話は崩壊し，「家族」ではなく「孤族」となった。現在は平和で男女交際が自由になっているにもかかわらず，結婚したくてもできない男女が500万人にも増えている。女性たちの社会進出により男女平等となり，国策としての「男女共同参画社会」となって「女性の社会」をつくり，ますますセックスアピールするようになった。男女平等を主張すればするほど，女性性をアピールするようになるのは皮肉な成り行きのようにも思われる。現代は男女の交際も自由になり，それぞれの生き方も自由選択，自己判断，自己責任である。

　そして，近年，性犯罪（性依存症）が増加している。最近の日本の動向は，昭和60年に男女雇用機会均等法，平成11年に男女共同参画基本法が成立し，

女性たちがますます社会進出をするようになった。大都会では女性たちは毎日満員電車に乗り，出勤し，帰宅している。その中で痴漢被害が急増し女性専用車両が導入された。そして平成14年には東京都迷惑防止条例が改正され，罰則が強化されたにもかかわらず性犯罪（性依存症）は増え続けているのである。

最近の平和すぎるわが国では，おしなべて優しい男性が顕著化し，帰宅拒否症，あるいは妻とのセックスより自慰の方がよいとする男性，さらには歪んだ性愛による性依存症（性犯罪，痴漢，フェッティシズム，露出症，小児性愛）が増えている。「心の病気」であり，「現代病」である。

このような多様化，複雑化した生きざまの中で人々は生き甲斐を失い，満たされぬ愛の癒しとして目先のアディクションへとはまり込んでいく。そして愛を求めすぎて，Love Addictionに陥り，人間関係の失敗を繰り返していく内に，自尊心を失い，破滅の人生へと向かっていくのである。現代社会の（光と）陰の部分が大きくクローズアップされてきているのである。

＊どの事例も典型例を組み合わせ，創作も加えて作成した架空事例であり，実在の人物とは関係がない。また，関連機関の人物も架空の人物である。

目次

はじめに ……………………………………………………………… 榎本　稔　3

当事者シリーズ Part 1（加害者・被害者編）
痴漢加害者体験談 ……………………………………………… 深間内　文彦　13
痴漢被害者体験談 ………………………………… 齋藤　梓・深間内　文彦　27
露出する男たち ………………………………………………… 榎本　稔　39
露出被害者 …………………………………………………………… A子　43
ストーカー加害者体験談 ……………………………………… 深間内　文彦　49
ストーカー被害者体験談 …………………… 榊原　佐和子・深間内　文彦　61

当事者シリーズ Part 2
小児性愛のリアル ……………………………………………… 斉藤　章佳　77
強姦のリアル …………………………………………………… 斉藤　章佳　87
セックス依存症の男たち ……………………………………… 榎本　稔　97
「セックス依存症」を自称する女たち ……………………… 衿野　未矢　101
風俗通いの男たち ……………………………………………… 榎本　稔　113
サイバーセックス依存症のリアル …………………………… 斉藤　章佳　117
盗撮のリアル …………………………………………………… 斉藤　章佳　125
下着窃盗の男たち ……………………………………………… 榎本　稔　135

座談会
専門家による「性依存症のリアル」……………………………………… 143
SAG「性依存症のリアル」………………………………………………… 171

おわりに ……………………………………………………………… 榎本　稔　189

性依存症のリアル

当事者シリーズ Part 1
(加害者・被害者編)

痴漢加害者体験談

深間内　文彦（榎本クリニック）

それは偶然から始まった

　私は現在34歳，元システムエンジニアである。
　生まれは関西地方の山間地区であり，私の家は代々農業を生業としてきた。働き者の両親は私たち子ども三人を一生懸命育ててくれた。父は無口なほうであったが，いつも家族のことを気に掛けていた。晩酌はしても翌朝は早くから起きて仕事に取りかかるのである。母はそんな父を長年助けながら，時には地域のボランティア活動にも参加していた。私は末っ子であったこともあり，甘やかされて育てられたほうだと思う。家は裕福ではなかったが，特に不自由を感じたこともなく，幼い頃は兄や姉と野山を駆けまわって遊んでいた記憶が今でも鮮明に残っている。学校の勉強はあまり好きではなかったが，運動は得意で中学校では陸上競技部に所属し結構活躍し注目の的だった。けれど学校で好きな女子と廊下ですれ違ってもドギマギするだけで，まともに相手の顔を見ることもできないくせに，夜中にその女子を想像しながら，妄想たくましくマスターベーションをする日々だった。まだセックスは現実のものではなかった。
　中学校には自転車で通っていたが，高校からは電車通学をしなければならなくなった。8両編成の列車に乗り約30分かけて高校に通うのである。平日の昼間はガラガラの車内も，通勤通学時間帯の朝だけは乗り込むのがやっとのほど混雑した。高校2年の2学期も終わりに近づこうとする頃，いつものよう

に朝の混んだ電車に乗り込み，電車の揺れにさほど抵抗せず周囲の人たちに身を任せ無言の空間で時間をやり過ごしていた。高校では剣道をしており，教科書などの勉強道具類に加え，部活用の荷物を鞄に詰め込んで持ち歩いているのが常であった。その日は，いつものバッグを右手に提げ左手に一冊のノートを抱えていた。何を書いたノートであったか憶えていないが，端がグルグル巻きの針金で綴じてあるノート（スパイラルノート）であった。だいぶ使い古した代物であったであろうノートの針金部分の先端は弯曲した形状を失い尖った状態になっていた。それが混んだ電車内で周囲から押された弾みで，ドア付近の私の前に立っていた他校の女子高生のセーラー服のスカートの上部に後ろから引っかかったのである。一瞬私は慌ててすぐに針金の先端を引っ張って抜こうとした。当然相手の女子高生も違和感を感じた様子であったので，私は「すみません。針金がひっかかっちゃって」と声に出して謝った。まもなく駅に到着するアナウンスが流れ私は焦るが，一度貫通した釣り針が抜けないのと同様，なかなか抜けない。私には長い時間に思われたが，電車が駅に到着したと同時に針金の先をやっと布から抜くことができた。私は平謝りをしてドアが開くのと同時にホームに降り，女子高生は足早に立ち去った。私はその女子高生の顔をしっかり見たわけではないので，再び見かけていたとしても気づかなかったろうし，相手も私のことを憶えていたかどうか定かではない。しかし，そのときは針金をはずすという動作に一心に集中していたのであるが，紺色のセーラー服の後ろ姿が目に焼き付いているのである。それまでは，ことさら意識することもなく，触れることもなかったセーラー服の質感を直に感じたからか。とにかく，このアクシデントがあってから私は女子高生の服装に強く惹かれるようになったのである。若さゆえ，のめり込むと突き進むのも早いものである。ネットという便利なツールが身近にある。AVサイトの女子高生モノなど検索すれば死ぬほどある。痴漢サイトを見るにつけ，ますます好奇心は高まり欲求も抑えられなくなってしまった。最初は，電車が揺れると同時に周囲から押されるのに合わせて偶然を装って女子高生に自分の体を押しつけていた。しかし，当時はそれ以上の行為に出ることはなく恐る恐る相手の反応を窺ってい

たといったほうがいいだろう。部活や学校行事で忙しく，高校 3 年になると受験勉強に追われ，残りの高校生活はバタバタと慌ただしく過ぎていった。
　私は運良く現役で東京の中堅私大の文系に合格することができた。特に将来何かやりたいことがあったわけではないが，はじめて一人暮らしができることに胸を躍らせていた。大学へは電車で 40 分ほどの私鉄沿線の駅近くにワンルームマンションを借り，私の東京での生活は始まった。入学式，オリエンテーションなどが済み，授業が始まり，それなりに友達もできて徐々に都会暮らしにも慣れてきた。ネットやスマホの普及のお陰で地方にいても情報はいくらでも仕入れることはできるが，やはり実際の都会暮らしは見るもの聞くもの新鮮である。バイト先で知り合った同い年の彼女もできてそれなりに新しい生活をエンジョイしていたのである。
　大学の授業は遅く始まることが多く，文系であることもありそれほど忙しいわけではない。むしろ精を出すのはアルバイトである。そのため高校時代の通学時のような満員電車に揺られる機会は少なかった。しかし，たまに混んだ電車に乗り込み，近くに女子高生や女子大生や若い OL がいると心がザワザワとしだし過去の記憶や感触が蘇るのである。性的欲求は若い男として平均レベルであったと思うが，あえて満員電車に乗り込み痴漢をしようとまでは考えなかった。熱心に大学の授業に出るほうではなかったが，単位を落とすこともなく無事卒業し，システムエンジニアとして就職することになる。
　文系出身者でもシステムエンジニアの仕事に就くのは珍しくないが，仕事内容によってはかなりハードなことも事実である。帰りは終電間際あるいは泊まり込み，休日出勤も珍しくなかった。大学時代にはあまり利用する機会がなかった満員電車にほぼ毎日乗車するようになる。しかも，朝だけではなく，夜遅い時間帯の電車もある。
　言い訳にはならないが，私の場合，仕事でストレスが溜まってくると性欲のはけ口を求めるようになる。仕事中にもアダルトサイトで見たことがあるような痴漢のイメージが頭をよぎり，ついつい意識はそちらのほうに向かい何時間も性的な空想に耽ってしまう。遅い時間の帰宅にもかかわらず，体は疲れてい

ても気持ちは高ぶっておりすぐに寝付くことができない。パソコンの画面に向かい特に目的もなくアダルトサイトやオンラインポルノをネットサーフィンしているうちに無駄に時間だけが過ぎていくのである。自分でも何か空しさを感じながらもなかなかストップをかけることができない。最後はマスターベーションをしてやっと明け方眠りにつくこともあった。

　会社の上司は口うるさいタイプで些細なミスを皆がいる前で大声で叱責するのである。顧客との対応もストレスになっていた。私は元々人付き合いは苦手ではなく、高校までは部活で活躍したし、大学時代は接客のアルバイトもしており当時バイト先ではリーダー的な存在であった。しかし社会人としての今の仕事は、納期に追われ不規則な生活リズム、社内外での人間関係の気疲れなど、先が見えない中で、自分の将来も悲観的に思えてきて、今振り返れば相当うつ的な状態ではなかったかと思うが、メンタルクリニックを受診する時間もなかったし、しようとも思わなかった。

　そのような何かに追われるような日々を過ごしていたある初夏の日、いつものように朝の満員電車に乗り込み閉まるドアを背にすると、すぐ前には一足先にその電車に乗り込んだ若いOLの後ろ姿。頭の上の天井のつり革はどれもすでに占領されていて、しっかり捕まれる場所が見つからない。そのOLの背後に密着しながら、自分でもあまり意識しないまま右手がその女性の下半身に伸びていた。最初は偶然を装い、スカートの上から軽く手の甲でお尻に触れた。女性は気にとめなかったのか動きを変える様子はない。それから手の平で何回かその女性のスカートを少し強くなで回す。停車駅の間隔は約5分間である。徐々に私の手に込める力は強くなっていった。私の中では相手は当然嫌がる動きをするだろうと思いつつ様子を窺っていると、女性のほうから私のほうへ身体を押しつけてくるように感じた。電車は小刻みに揺れており女性も不安定な姿勢だったので、それは私の錯覚だったのかもしれないが、私にとってはこの女性は嫌がってはいないと確信したのである。やがて電車は次の駅に到着し、その女性は振り返りもせず降りていった。この日のことをきっかけに私の痴漢行為が一気に復活したようだ。満員電車での通勤など苦痛以外のなにものでも

ないと思っていたのだが……。

　季節でいえば，私はどうも初夏の頃と秋が深まる頃に性欲が高まるようである。衣替えの頃はどうしても女性の胸の膨らみや腰のくびれや躍動的な脚に目がいく。秋に性欲が高まる理由についてはよく分からないが，ストレスが溜まっているときは特に危ない。女性の背後に立ちヒップのソフトタッチやバストの「ひじ当て」にはまった。ミニスカートでつり革を掴んでいる女性の背後に密着し，まずは単なるタッチで様子を窺い相手に拒む様子がなければスカートの中に手を侵入させ下着に接触する。さらに下着の中に直接手を忍ばせていくこともあった。「ひじ当て」では，特に夏は半袖通勤なので，ひじにもろにバストの感触が伝わりたまらないのだ。

　電車の開閉ドアの隅に立っている女性は少ないが，たまたまそのような体勢の女性に満員電車で乗り合わせたときはやりやすい。周囲にも分かりにくく，相手は身動きがとれず逃げ場がない。寒い時期にコートなど身につけていれば背後から相手の胸に手が行くこともある。「押しつけ」にはまっていたこともあった。これは車両中央付近のつり革にいる女性がターゲットだ。トランクスからあらかじめ出しておいたペニスが勃起すればそのまま女性の背後から臀部にスラックスの股間を押しつける。エスカレートすれば後ろから相手の腰に軽く手を当て自分の隆起した股間を相手のヒップに押し当てる。この場合，相手の身長がポイントになる。相手が薄手のパンツスタイルで，こちらが少しかがむくらいで身長の釣り合いがとれれば，かなりリアルな感触が得られる。もちろん，ここまで大胆にされて気づかない女性はいない。あからさまに抵抗されればそれ以上深入りはしないが，大抵の女性は無抵抗なものだ。射精に至ることもしばしばだし，会社に着いてからトイレで朝の痴漢行為を思い出しながらマスターベーションをしたことは何度もある。

　いちいち数えてはいないが，痴漢行為は少なくとも100回は越えているだろう。その中には同一女性に対する複数回の行為もある。物色と待ち伏せである。人の行動パターンはほぼ決まっているので，毎朝何時に何両目の車両に乗車してくるかが分かるので待ち伏せをして同時に同じ車両に乗り込むのである。

社会人になってから痴漢行為が常習化し2年程経った頃，その日は顧客とのちょっとしたトラブルで上司からも嫌味を言われ気持ちはへこんでおり，睡眠不足で体調もよくなかった。満員電車という状況下で標的になりそうな女性との適当な間合いが取れればもはや自動的といってもいい感覚で痴漢行為に及んでおり罪悪感もなかった。私にとっては一種のゲームであり，行為中のターゲットの気持ちを想像することも楽しかった。その日も若いOLの背後から近づいて接触する。その時，想定外のことが起こった。スマートフォンの画面に目を落としていたその女性は突然「痴漢です！」と叫び私のほうを振り返る。私は近くの男性に手をつかまれ次の駅で無理矢理降ろされ，駅員に引き渡され警察官に同行を求められてしまった。私は自分の行為を認め，迷惑防止条例違反で罰金刑となった。その後しばらく痴漢行為自体は自制していたが，相変わらずネット上の痴漢関連サイトは見続けており，半年も経つ頃には再び実行するようになる。「痴漢は犯罪です」のホームのポスターも車両の防犯カメラ（らしきもの）も気にならない。むしろエキサイティングに感じる。私はその後迷惑防止条例違反で2回逮捕され罰金刑であったが，昨年には強制わいせつで逮捕され相手女性は示談に応じず起訴されたものの，執行猶予付き判決となった。保釈中に私は担当弁護士の勧めで榎本クリニックの専門外来を受診した。このような精神科のクリニックを訪れたのははじめてであり，しかも痴漢などがなぜ精神科と関係があるのかも分からなかった。これまでの生活歴や問題行動に発展したいきさつや，精神的・身体的ストレスなどについて詳しく聞かれ，とりあえず公判までの間，このクリニックのデイナイトケアというシステムで実施されている治療プログラムに通って治療を受けることになった。性依存症という病気があることもはじめて知った。具体的な治療の内容については「性依存症の治療」（金剛出版）に詳しく書かれているので関心のある方は，是非読んでもらいたいと思う。

　遊び半分な気持ちでやっていた頃，仕事上のストレスを上手く処理できず半ば反射的にスイッチが入っていた頃，自分勝手な考え方で行動していた頃，自分で自分の欲求や衝動性をコントロールできずエスカレートしていく混乱の時

期など，榎本クリニックで治療を受けるうちに，痴漢行為そのものだけが問題なのではなく，それに至る背景やきっかけなど，より自分自身の本質に向き合えるような気がした。それを理解した上で，再発（再犯）を防止するにはどうすればよいかを冷静に客観的に考えられるようになった。それは例えば認知行動療法であり，私にとっては，リスクマネジメントプランの作成が役に立ったと感じている。私は勤めていた会社に事件のことを知られることになり，解雇され無職となったが，今は治療に専念するために毎日榎本クリニックのデイナイトケアに通い規則正しい生活を送っている。治療に完全な終結はない。クリニックのスタッフや仲間に支えられながら社会復帰に向けて毎日の生活を大切にして生きている。会社員としての社会的な役割は失ったが，今では，逮捕され治療という機会を与えられたことにむしろ感謝している。もしそうでなければ今でも私は同様な行為を繰り返し破滅の道をまっしぐらに突き進んでいたであろうから……。

酒を飲んで覚えていないは NG

　46歳公務員。営業の仕事をしている。生まれは東京下町で，実家は自営業をしていた。両親と兄の4人暮らしであったが，父親は5年前に肝硬変で亡くなった。父はもともと九州の生まれで酒が強かった。ふだんはおとなしい父であったが，酒がはいると気が大きくなり，しばしば母親に暴言を吐き夫婦げんかが絶えなかった。母は何度となく離婚を考えたが，まだ小さい私と三つ違いの兄のことを考えると踏み切れなかったようだ。私も兄も母親に暴力を振るう父親が許せず，母親が不憫でならなかった。父は酒を飲むと私たち兄弟にも説教がましいことをよく言っていた。
　私は性格が引っ込み思案で何ごとに対しても不安が強くオドオドしていた。クラスでは先生から指されたり，皆の前で発言したりすることに対して恐怖心を憶えていた。また，人から強く言われると言い返すことなどできないの

である。そのため中学生の頃はよくイジメの対象にされた。下校時にクラスの仲間数名に人目に付かない空き地に連れて行かれ，無理矢理ズボンとパンツを脱がされマスターベーションすることを強要され皆に笑われるのである。そんなことが毎日のように続き，時には女子生徒の面前でさせられたこともあった。このことは，私の中では強いトラウマになっていたが，親や先生に言うことは決してなかった。

　父を毛嫌いしていた兄は高校を卒業すると関西の大学に通うためにさっさと実家から逃げるように出て行った。母は私を溺愛し，よく「お父さんのような酒飲みにはなるんじゃないよ」と話していた。やがて私も高校を卒業し，公務員になるための専門学校に入る。実家からの通学である。私にとって講義は無味乾燥であったが，とにかく公務員になるという目標はあった。友人付き合いはほとんどなく学校の授業が終われば，パチンコでもして帰宅する毎日であった。高校時代の知り合いとはたまに会うことはあっても彼らの話題にはなかなか付いて行けず，むしろ疲労と孤立感を募らせるばかりだった。大学に行った友達に対する引け目も感じていたのかもしれない。だから外で誰かと飲むことはほとんどない。二年制の専門学校をあと半年残して退学したが，結局，公務員試験には受かった。公務員になったのに特別な理由があったわけではない。あとから苦労するより，先は見えているかもしれないが安定と安全を求めたのだ。

　官舎暮らしとなり，勤めから帰ると私は一人，酒を飲む習慣になった。その頃は毎晩350mlの缶ビールや缶チューハイを2本程度であった。公務員生活はほぼ予想していた通りであったので特別不満はなかった。淡々と与えられた仕事をこなし時間がくれば帰ってよかった。なるべく余計なことはしない。人間関係で煩わしいことはあるが，出世を望まなければ適当にスルーしておけばよいのだ。酒は一人で飲むことが多く，それが唯一の楽しみといってもよかった。時に深酒になることもあったが職場には遅刻せずに通勤していた。

　一生独身でいるつもりでいたが，33歳の時に母親の知人の紹介で結婚することになり二人の子どもにも恵まれた。世間的に見れば小さな幸せを手に入れ

たことになるだろう。しかし，はじめから妻とは上手くいかず，私自身の孤独感は深まっていった。そんな気分を振り払うように徐々に，しかし確実に酒の量は増えていった。飲まずには眠れなくなり，飲んでもよく眠れなくなった。酒が切れれば気分は落ち込み，ますます自分が惨めに思えてくるのだった。とうとう二日酔いで朝起きられず欠勤したり，仕事に出て行っても頭は冴えずミスも目立つようになった。自分で記憶力が落ちたなあと感じることもしばしばあった。当然，上司からの評価は低くなる。それだけならあまり気にしていなかったが，家に帰り妻から言われる一言一言が癪に障り，夫婦げんかとなる。官舎住まいで家賃は安かったが，安月給の身である。4人家族の生活にゆとりはなかった。そんなことは最初から分かっていた筈だが，妻は元々気が強く何かといえば愚痴をこぼし，子どももまだ小さく手がかかるためイライラすることが多く，私に対して「給料が安い」「男としての甲斐性がない」などと口汚く罵るのである。そんな妻とは話すのも顔を合わせるのも嫌になるのであった。当然，セックスレスとなり，同じ空間を共有すること自体苦痛であった。元来，無口で気が小さい私だが，酒を飲むと気持ちが高揚し，過度な性的欲求に対する抑制も取れるのである。私の場合，飲む酒の量はそれほど多くなくても豹変しやすいといってよいのかもしれないが，記憶が全く失われることはない。飲んで妻に暴力を振るうようなことはしなかったが，妻も二人の子どもも私を遠ざけるようになっていた。

　職場では，リアルダメ人間というレッテルを貼られ，周囲から嘲笑されているように感じていた。そんなある日，仕事のあと同僚の送別会があり夜の10時過ぎに家路につく。職場も居心地が悪いが家庭も落ち着ける場所ではなくなってしまった。もちろん子どもは可愛いが，人並みに結婚して子どもを育てることに一時期憧れていた自分が懐かしく思える。すさんだ気持ちで駅の売店で缶ビール2本と缶チューハイ1本を買い，ホームで缶ビールを2本を立て続けに飲み干し電車に乗り込む。電車は比較的混んでいた。私は電車のドアにもたれ，残りの缶チューハイを空けた。やがて乗り継ぎ駅に着き，ほとんどの乗客は乗り換えるため混雑は緩和され席が空く。私は，短めのワンピースを着

た若い女性の右隣りに座る。ハイヒールのパンプス。唇のグロス。フェロモンのような甘い香りに惹かれる。触ってみたいと思った。その女性も飲み会の帰りか眠そうであった。私は自分の鞄を膝の上に横に倒して置き左手の甲で軽くその女性の太ももをスカートの上から触る。酩酊状態でムラムラしていた。相手の反応を確かめながら私の左手は布ではなく肌の感触を確かめながら奥へと進んでいく。暖かさを感じた。突然,「パンツの中に手を入れてんじゃねえよ!」と車内に甲高い声が響く。私は我に返り瞬間的に立ち上がろうとするが,他の乗客数名に手首を押さえられ,次の駅で警察に引き渡された。その後のことは思い出したくもないが,新聞報道され私は停職となった。法的な処分が下され,私には治療が必要ということになった。

　治療というのは性依存症の治療と同時に,アルコール依存症の治療である。私の場合,警察のご厄介になったのは今回がはじめてであったけれど,振り返れば,仕事や家庭にもはや希望が持てなかったこと,自分が無能で自己嫌悪の塊で,そんな嫌な気持ちから一瞬でも逃れたいという思いから酒に走り,ますます気分はすさみ,仕事には満足に行けなくなり,行けば行ったでミスの連発で,上司からの叱責や同僚の視線が気になって針のムシロだった。追いつめられ,やけになり,とうとう人としてやってはいけないことまでしでかしてしまった。もはや上手に酒を飲むことなどできない状態であったし,そもそも私の体質には酒は合っていない。これには完全に酒を断つしか方法がなかった。しかし,それは容易ではなかった。集団精神療法というグループ治療を通じて,同じ仲間やスタッフと支え合いながら失敗を繰り返しながらの長期戦であった。単に酒を止められればOKではなく,複雑に絡み合った心の中の葛藤をひとつひとつ解きほぐす作業であった。治療を通して一番感じたことは,自分が変わっていくと周りも変わっていく,妻も家族も変わっていくということだ。いろいろ勉強させてもらって,穏やかな気持ちになれたが,地方へ部署異動となり,性依存症専門治療機関は近くにはないが,アルコール治療の継続ということで紹介状を書いてもらい新しい土地でまた一からやり直そうと思っている。

痴漢はゲームだ

　オレは別に女に困っていない。モテるほうだ。ナンパ成功率も高い。風俗など行く必要はないし, 面白くもない。オレがまだ小学校にも上がる前のことだ。オレの家には父親の知り合いという男が同居しており, 二階の一部屋が彼の部屋だった。彼が何の仕事をしていたのか覚えていないが, 勤め人のように朝出て行くようなこともなく昼間も家にいることがあった。ある日, その変な居候がいないときにオレはこっそり彼の部屋に入ってみたことがあった。扉を開けると染みついたタバコの臭いが鼻をつく。乱雑な部屋だった。部屋の隅に折り目のついた漫画本や週刊誌。エロ本やエロ雑誌の小さな山がいくつもできていた。5歳のオレは興味本位でその一冊を手に取りページをめくる。見知らぬ女の姿態。それは衝撃的であり, 見てはいけないものを見てしまったという罪悪感もあった。どれくらいの間, 眺めていたのか分からないが, 我に返ったオレはそっとそれを戻し部屋を出る。それ以来, オレは彼がいないときを見計らっては何度も彼の部屋に侵入した。それは何とも表現のしようもないドキドキ感と背徳感に満ちていた。

　小学校ではふつうの子はサッカーや野球やゲームに興じるものだ。オレの興味は女の体だった。要するに人としての女子ではなくゲーム機のような交換可能な道具としての女子なのだ。でもゲームのようなバーチャルの世界ではない。子どもであることのメリットを活かして他人の家の敷地に忍び込み風呂場のぞきをしたり, 女子トイレや体育の時間に女子が教室で着替えているのをのぞいたり, 夏は同級生のスクール水着姿に興奮したり, 誰もいない教室で好きな女の子のリコーダーをペロペロ舐めたりしていた。小学校の担任はまだ若い女の先生だった。オレは偶然を装いあるいはふざけて彼女の体に触っていた。痴漢を始めたのは通学でバスを使うようになった中学生の頃からか。遊び感覚であった。その頃はそれ以上でもそれ以下でもなかった気がする。のめり込んでいったのは大学生の頃からか。痴漢掲示板は毎日見ていた。

痴漢は痴漢を判別できるようになる。言葉を交わさなくても顔見知りになる。いや，嗅覚で分かるようになる。痴漢しやすい路線・区間・駅・車両の位置など熟知してくる。満員電車のような，見知らぬ男女が密着できるシチュエーションはそれほど他にないだろう。朝の満員電車に限らず，一見すいていると思われる時間帯でも乗降客の多い駅の上り階段に近い車両は結構混むことがある。先頭あるいは最後部の車両が狙い目のこともある。ドア隅や車両中央部の女。相手の服装。狙いをつけたらジリジリ近づき周囲の乗客の揺れに合わせる。手の甲や肘で接触して反応をみる。拒む様子がなければエスカレートしていく。相手の動きで見当はつくがウブなJK(女子高生)やJD(女子大生)達などは恐怖でフリーズしてしまっていることもあるので注意が必要だ。Y線のT駅とS駅のあいだは特に後部車両で混み合う。顔見知りの痴漢集団が集まる。T駅で乗り込み痴漢しているうちに電車がS駅に到着したらすぐさま逆方向の電車に乗り再びT駅に戻る。このとき同じホームですぐに反対方向の電車に乗車できることがポイントであるが，痴漢に適した車両は決まっているのでそのあたりを中心にホームにガードマンが立っている。いつも同じ位置から乗り込むことはガードマンに顔を知られることになるのでこれも注意が必要だ。ときには防犯カメラの位置にも注意が必要だがそれも一種のスリルだ。好みの女が自分が痴漢することで変わっていく，こんな非日常的な経験はものすごい興奮を伴う。最初からストーリーが決まっている風俗など面白くもない。非日常と背徳のスリル。だから痴漢は止められない。オレは学習を積むことで捕まるリスクは最初十分の一だったとすれば今や百分の一，いや千分の一だ。

　痴漢掲示板は情報収集には役立つが集団痴漢の誘いにのるのは危険だ。なりすましやサクラがいるからだ。痴漢被害者に仕立てて，えん罪を仕組む奴もいる。痴漢被害者と加害者を決定づけるには第三者の目撃証言が強力だ。女の子と組んでわざと派手な格好をさせ混んだ電車に乗せる。カモになりやすい男のそばに女の子を接近させ電車の揺れに同調させタイミングよくその男の手を掴み，「痴漢です！」と言わせる。動揺する男。そこにパートナーの男が現れ「私，近くからはっきり見てましたよ！」と周りに聞こえるように言い，カモ

の男に対して「困りましたね。とりあえず次の駅で降りましょうね」と言い，男が逃げないようにしっかり腕を掴んだまま被害者を装った自分の彼女と一緒に次の駅で降りる。ホームに降りてから必死で否定する男性に対して今度は調停役を演じ相手に勤務先の名刺を出させ，ケータイの番号を確認した上で，あとから示談金を要求する。あくまで要求するのは被害者的立場の彼女からである。美人局という恐喝である。痴漢のえん罪を証明するのは大変難しい。平静を保てない心理状況の中，警察が呼ばれれば認めてしまうか，公になって社会的地位や家族を失いたくないばかりに相手の要求通りに金銭で決着をつけたくなるのである。

　こういうのもおかしいが，オレはいい加減なやり方は嫌いだ。仕事は真面目にしている。しかも熱心に。〆切や納期には必ず間に合わせる。スポーツも好きだ。水泳にマラソンに柔道。手を抜くことは嫌いだ。ものごとにははっきり決着をつけないと気分が悪い。白か黒か。グレーは許せないのだ。それがオレのポリシーだ。

　捕まるときは捕まるが，よほどでなければ実刑にはならない。注意・罰金刑・執行猶予。相手もプライバシーに触れられたくないし，さっさとケリをつけてしまいたいから和解に応じるのだ。今やメシの種にあぶれた弁護士は一生懸命に弁護してくれる。けれど，そろそろこんなことから卒業したいのが本音だ。他にもっと面白いことはないか。オレをもっともっとシビれさせてくれるものはないか。

痴漢被害者体験談

齋藤　梓（目白大学心理カウンセリング学科）
深間内　文彦（榎本クリニック）

電車内での嫌な体験

　朝，電車はいつも通り混んでいた。満員電車は嫌だったけれど，乗らないと遅刻してしまうので私は電車に乗った。一駅が過ぎた頃，お尻のあたりを触られている感じがした。「痴漢だ！」と思った。次の駅で一度ホームに降りてかわそうと考えた。決めていた通り，次の駅で一度降りて違うドアから再び乗車した。でもしばらくして，また同じようにお尻のあたりを手が触れる感覚がした。同じ人か違う人かは分からないけれど，次の駅でもさっきと同じように一度降りようと思った。次の駅までの辛抱だ，と思っていたら，手が下着の中に入ってきた。びっくりした。びっくりして身体が動かなかった。自分が何をされているのか，一瞬分からなくなった。電車がホームに着いて，痴漢の手が離れていったから電車を降りようとした。けれど，その瞬間，腕をつかまれた。それは強い力ではなかったけれど足が動かなかった。自分の身体なのに自分の身体ではないようだった。扉が閉まって電車が動き出した。また，痴漢が始まった。はじめ頭の中は真っ白で，でもだんだん怖くなってきて，ピクリとも身体を動かすことができなかった。動かしたら，もっと怖いことになるんじゃないかと思った。誰か助けてと思った。「助けて！」って声を出したかったけれど，声すら自分の自由にならなかった。痴漢の手は，もっとエスカレートしてきた。そんなところ自分でもほとんど触らないのにって思った。ひたすら不快だった。

そのうち，身体に何かが入ってくる感じがした。気持ちが悪かった。怖かった。吐き気がした。でも頭の片隅で，どうしたら逃げられるかな，どうしたら誰か助けてくれるかな，とずっと考えていた。斜め前の人とか，気付いてくれるんじゃないかと思ってじっと見た。でも気付いてくれなかった。誰も助けてくれないんだと思った。次の駅に着くまですごく長く感じた。やっと次の駅に着いた。そしてドアが開いた瞬間「何やってんだ！」と近くで声がした。びっくりして心臓が飛び上がるかと思った。私が怒られたのかと思った。痴漢の手が離れた。振り返ったら，男の人が痴漢の手をつかんで，ホームに引きずりおろそうとしていた。私もホームに降りた。
　そこからはよく覚えていない。頭の中がフワフワして，現実なのかどうか分からなかった。気が付いたら，駅員さんと事務室みたいなところにいた。だんだん身体が震えてきた。涙が出てきた。でもなんで泣いているのか分からなかった。駅員さんが毛布をくれた。寒いわけじゃないけど，ちょっとホッとした。授業どうしよう，学校始まっちゃったな，遅刻になっちゃう，学校への連絡はどうしたらいいんだろう，そんなことばかり考えていた。
　そのうち，警察の人がやってきた。何が起きたのかを聞かれて，ちゃんと答えなくちゃと思って，がんばって答えた。警察の人は，「もし，正式に相手を罰したいと思うなら，これから警察署に来てもらうことになります。時間がかかるけれど，どうしますか？」と言った。「これは，犯罪なんですか？」と私は聞いた。警察の人は「これは強制わいせつという犯罪です！」と言った。私はびっくりした。痴漢じゃないの？"キョウセイワイセツ"って何？ってびっくりした。時間がかかるんだ，学校を休むことになっちゃう，どうしようって迷った。でも警察署に行かなかったら，この加害者はこの場で解放されちゃうのかも。それは嫌だ。警察の人に断って，お母さんに電話をした。お母さんの声を聞いたら，また涙が出てきた。なんで涙が出るのか分からないけれど泣けてきた。事情を伝えると，お母さんもびっくりしているみたいだったけど「学校には私から連絡するから心配しなくて大丈夫」と言ってくれた。私は警察署に行くことにした。

次の日，すごくだるかったけど，昨日はあんなことで欠席してしまったから，がんばって学校に行こうって思った。電車に乗るのはとても怖かったけれどお母さんがついてきてくれて，女性専用車両に乗った。周りが女性ばかりで少し落ち着いた。それでも途中で気分が悪くなったから，一度降りて次の電車に乗ったりした。学校では，事件のことを知らせた友達にはとても心配されたけれど，知らない子たちはいつも通りだった。心配してくれる友達には，大丈夫だよ，と言った。「何かあったら伝えてね」と言ってくれた。ちょっと嬉しかった。授業は淡々と過ぎて行った。足元がフワフワしているような，なんだかボーっとするような感じがした。下校時は友達が一緒に帰ってくれた。道を歩いていると，人が自分を追い越すたびに心臓がバクバクした。特に男の人は怖くて，学校では男の先生と目を合わせることもできなかったし，道を歩いていても男性を見たくなくて，顔を伏せて足早に歩いた。

　事件から一週間が過ぎた。ジワジワと疲れがたまってきている感じがした。でもがんばって朝起きて，制服に腕を通そうとしたら，突然，ひどく強く事件の時のことが頭をよぎった。気持ちが悪くなってその場にうずくまった。頭の中に映像が勝手に流れてきて吐き気がする。涙が出て呼吸が苦しくなった。お母さんが駆け寄ってきた。でもそのときはお母さんだと分からなくて，お母さんが私の肩を触った瞬間，もっと怖くなって手を振り払ってしまった。それでもお母さんは毛布を持ってきて私をくるんでくれた。しばらくソファで横になった。

　「学校は休もうか？」とお母さんが言った。「行きたい」と私は言った。一週間がんばれたのに，ここでくじけるのは嫌だと思った。そして，今日休んだら学校に行くことがもっと怖くなるような気がした。でも結果的に，私は学校に行くことができなかった。駅に近づくと身体が震えて，事件を思い出して，電車に乗るのが怖くなった。その日から，学校は行けたり行けなかったりになった。お母さんは仕事を辞めてずっと家にいてくれるようになった。お母さんに申し訳なくて，学校に行けない自分が情けなかった。

　なんでこんなことになってしまったんだろう。なんで私だったんだろう。な

んで自分はこんなに弱いんだろう。他のみんなは平気なのかな。こんなことで悩んでいるのは私だけなのかな。電車は怖いし，外は怖いし，男の人は怖い。考えたくもないのに事件のことばかりが頭を巡って息が苦しい。もう嫌だ。
　お母さんと一緒に被害者支援センターというところに来た。それはビルの中にあった。自分は「被害者」になってしまったんだなと思って気持ちが落ち込みそうになったけれど，元の生活に戻るヒントがもらえるかもしれないと思ってセンターのドアをくぐった。
　最初はお母さんと一緒に，犯罪被害相談員という人からセンターがしている支援の説明を受けた。裁判とか，警察とのやりとりとか助けてくれるって言っていた。今度検察庁に行くのも一緒に行ってくれるらしい。とてもホッとした。
　そのあとはお母さんとは別々になって，臨床心理士の人と話をした。優しそうな人だった。「今日は，お母さんに何て説明されてきましたか？」と聞かれて，「被害者支援センターっていうところに行くよって言われて……」と答えると「被害者支援センターなんて，仰々しい名前でビックリしませんでしたか？」とその人は言った。被害者って呼ばれる不安も分かってくれているのかなと思った。
　心理士さんは，今の私の状態や学校に行けていないことなど，いろいろな話を聴いてくれた。途中でリーフレットを見せてくれた。"事件のことを思い出したくないのに思い出す""事件に関連するものが怖い""自分を弱いと思う"など，そこに書かれているのは，まさしく今の自分の状態だった。「今回あなたが体験したような，とてもショックな体験をすると，心や身体にいろいろな反応が起きます。こういうのは"トラウマ反応"といって，ショックな体験をした後，誰にでも起きる普通の反応です」という説明を聞いて，私はホッとした。涙が出た。「時間とともに回復していくことが多いし，回復していかない場合もちゃんと回復する方法が別にありますよ」「あなたがあなたの生活を取り戻すために，ここで一緒にお話ししていきましょう」と心理士さんは言った。私はうなずいた。今までは真っ暗闇にいて，この状態からどうやって抜け出したらいいか分からなかった。ずっとこのままだったらどうしようって怖かった。

でも，少しだけ，希望が見えた気がした。

　お母さんが，加害者の弁護士から手紙が来ていると言った。触りたくも見たくもなかったけれど，ちゃんと反省しているかどうかが気になったので手紙を読んでみた。正直，本当に悪いと思っているのかなと思うような内容だった。でも，その人は大学生で，4月から就職が決まっていると書かれていて，それが気になった。このまま裁判とかになったら，相手は就職ができなくなるのかな。加害者は許せない。でも，一人の人間の人生が左右されると思ったら怖くなった。警察や検察，センターの人から，性犯罪は親告罪で，私が告訴を取り下げたら事件化されないということは聞いていた。私が相手の人生を狂わせてしまうんだろうか。でも，私は今こんなに苦しくて，あんなに楽しかった学校だって行けなくなって，勉強もどんどん遅れて，相手だって私の人生を狂わせているじゃないか。気持ちが揺れた。

　それから数日してお母さんとお父さんから，相手の弁護士からお金を払うので告訴を取り下げてほしいという話があったと言われた。私は嫌だった。そんなお金はもらいたくないし，お金を受け取ったら相手を許すことになる気がした。人を傷つけておいてお金で解決しようなんて，ふざけていると思った。でも私は迷った。ここで私が告訴を取り下げたら，相手は普通に就職ができる。こんな人が普通に就職するのは許せないけれど，私のせいで人生が狂ったなんて恨まれるのも怖い。私には決断が重すぎる。それに，私が被害に遭ったせいで，お母さんは仕事をお休みしている。お母さんが，仕事を休むのに，職場の人に電話で謝っているのを聞いたことがある。お母さんが泣いているのも見たことがある。お父さんとお母さんが真剣な顔で話し合っているのも……。だから，家族に迷惑をかけているという気持ちもあったし，お金を受け取ったら，少しは家族の助けになるかなと思った。

　お父さんとお母さんに私の迷いを伝えた。お父さんは，「こんなヤツを許す必要はない」と言っていた。お母さんは，「裁判になるのも大変だし，私も迷っている。でも，あなたの気持ちが一番大切」と言ってくれた。三人で話し合っている中で，お母さんは，「相手があなたを傷つけた。だから相手の就職のこ

となど今は考えなくていい。家のことも考えなくていい。あなたが迷惑をかけているわけではないし，あなたを守ることを迷惑だとも思っていない。だから正直に決めていい」と言ってくれた。

　事件のことも加害者のことも，考えることさえも嫌だった。考えるたびに事件を思い出して，気持ち悪くて苦しかった。吐いたりもした。ご飯も食べられないし，夜も眠れない。でも私は考えた。私は，お金を受け取らず，告訴も取り下げないと決めた。

　裁判では，意見陳述ということができると検事さんから言われた。私は，加害者と同じ空気を吸いたくなかったから，裁判には行かなかった。でも，自分の気持ちを紙にまとめて検事さんに渡した。

　私は，加害者を許すことはできない。本当に怖かったし，びっくりしたし，この事件のせいでいろいろなものを失った。体育祭に出ることもできなかったし，学校にもしばらく行けなかった。世界はとても怖くて，全然悪くない学校の男の先生たちまで怖い人に見えた。私の世界を変えた加害者を，私は許すことはできない。本当ならば，一生刑務所に入っていてほしい。できないのなら，私と同じ思いをしてほしい。どれだけ苦しいのか知ってほしい。でも，今の法律ではそれは難しいということも知っている。それならばせめて，ちゃんと反省してほしい。二度とこんなことをしないでほしい。二度と私みたいな被害者を出さないでほしい。

母親の心配

　朝，まもなく職場に着こうかというときに携帯が鳴った。娘からだった。忘れ物でもしたのかしら，と思って電話を取った。「もしもし」と出たら，携帯の向こうから，娘の泣き声が聞こえた。娘は「痴漢に遭った」と言った。娘がこんなに泣いているのは初めてだった。血の気が引いた。娘から，警察署に行かなくちゃいけない，でも時間がかかるから学校休むことになる，どうしよう

と話があった。私も頭が真っ白になって，ひとまずどうしたいのかを娘に聞いたら「悪いことしたなら，ちゃんと捕まえて欲しい」ということだった。私は，娘のしたいとおりにするように伝えた。その後，警察の人から，これから警察署に行くという説明を受けた。大変なことが起きていると思った。仕事を休んで，娘のもとに行くことにした。夫にも電話したけれど，もう仕事をしているのか電話に出なかったのでメールで連絡を入れた。

　警察で会った娘は，泣きはらした目で，真っ白な血の気のない顔をしていた。その娘の様子に私は涙が出た。隣に座って，ただただ「大丈夫だよ」と言った。何が大丈夫なのか，自分でも分かってはいなかった。

　次の日は娘のそばにいたかったので仕事を休む連絡をした。娘は学校を休むのかと思ったが，相変わらず血の気のない顔をしたまま，学校に行くと言い出した。しかし「一人で行くのは怖いから，お母さん，ついてきて」というので，もちろん，と答えた。娘は食事もあまり取れず，日に日にやつれていった。夜は一人で眠れないというので，居間に布団を敷いて一緒に寝た。暗いのは怖いらしく電気はつけたままにしておいた。しかし，眠れていないのは分かった。私も，目を閉じると，警察での蒼白な顔をした娘の表情が浮かんできて眠ることができなかった。一週間，娘はがんばったけれど，学校に行くことができなくなった。一週間目の朝，うずくまっている娘の姿は本当に痛々しかった。

　娘が回復するまで，そばにいることに決めた。夫とも相談して，仕事はしばらく休ませてもらうことにした。上司に「痴漢くらいで……」と言われて腹が立ったけれど，頭を下げて休職を伝えた。痴漢くらい，ではない，と怒鳴りつけたかった。

　よく笑う子だったけれど，あまり笑わなくなった。部屋や居間で横になっていることも多かった。がんばって学校に行こうとはしていたが，途中でどうしようもなく気分が悪くなるようで，家に引き返すことも多かった。体重も減っていき，制服以外ではスカートをはかなくなった。娘は変わってしまった。私は，そんな娘に，がんばろうとは言えなかった。娘がこのままだったらどうしよう，何て声をかけたらいいんだろう。私は母親なのになんて無力なんだろう

と思った。

　私も相変わらず眠れず，娘のそんな姿を見ては食欲もわかなかった。友人たちに心配されたけれど，娘を置いて出かけるなんて考えられなかったので，誘いはすべて断った。涙がこぼれたし，私も外に出ることが怖いと思うようになった。夫は相変わらず普通に仕事をしていて，この人はつらくないんだろうかと，不思議に思えた。八つ当たりもした。夫婦げんかが増えたように思う。

　もうどうにもならないと思って，誰かに話を聞いてもらいたくて，刑事さんに相談したら被害者支援センターというところを教えてくれた。娘がなんとか学校に行けた日にセンターに電話をした。気持ちを聞いてもらってホッとしたし，「娘さんと一緒にいらしてください」と言われて，娘が元に戻るきっかけになったらと思って連れて行くことにした。

　加害者の弁護士から告訴を取り下げてほしいという話があって，正直とても疲れた。その弁護士からは，裁判になると娘も大変な思いをすると言われた。警察の事情聴取でも大変そうだったのに，これ以上続くのだろうかと思うと，確かに裁判なんてしないほうがいいんじゃないかとも思った。裁判は公開で，いろいろな人に娘の被害を知られてしまうのも怖かった。しかし夫は，加害者に対して相当怒っているようで，手紙も破り捨てんばかりだった。このことを被害者支援センターの相談員の人に話したら，娘に伝えた方がいいと言われた。正直，驚いた。あんなに苦しんでいる娘に，これ以上負担をかけるのかと思った。娘はまだ10代で，こんなことを考えさせるのはひどいことだと思った。けれど「これは娘さんの事件だから，娘さんの気持ちは大切だと思う」と言われて，ふと気が付いた。そうだ，娘は勝手に自分のことを決められたら怒る子だった。センターの人に「でも，娘さん一人で考えるのはとても大変なので，ご両親のサポートが必要です」と言われて，知らせないことが守ることではなく，知らせて支えることも守ることなんだと気付いた。

　娘は，やはり非常に悩んでいる様子だった。示談のことを話し合った夜は，吐いていた。苦しんでいる娘を見ることはとてもつらかった。けれど娘は自分で決断をした。娘の目に，少し光が戻ったように思った。

事件は裁判になった。私は裁判の傍聴に行った。夫も仕事を休んで傍聴に来た。娘は行きたくないと言っていたし，行かせたくなかった。夫婦だけでは心細かったので，被害者支援センターの人についてきてもらった。裁判には，加害者の母親かなと思う人もいて，怒りも湧いたけれど，同じ母親として複雑な気持ちにもなった。裁判の中で，加害者はかなり以前から同じように痴漢をしていて，示談にしてきたことがあると知った。加害者にとって，娘はもしかしたらたくさんの被害者の一人だったのかもしれない。けれど娘はとても傷ついたし，家族も本当に傷ついた。加害者には，それを知ってほしいと思う。正直な話，加害者の人生なんて知ったことではない。もう二度と娘と同じ電車に乗らないでほしいし，二度と被害者を出さないでほしい。

　裁判が終わり，娘はカウンセリングを受けて，今では普通に学校に通っている。事件前よりも早めに起きて，少しすいている電車に乗るようになったが，寝坊した時は満員電車にも乗ることができているようだ。友達と遊びに行くようにもなったし，何より，よく笑うようになった。遅れていた勉強も，がんばって取り戻そうとしている。ただ，この生活を取り戻すまで，半年以上かかった。きっと，もっと長く苦しんでいる家族もいるだろうと思う。娘もこの半年間に，学校の行事に参加できず，勉強は遅れ，友達との関係も難しくなり，「もう死にたい」と口にすることだってあった。貴重な時間を取り戻すことはできない。そしてこれから彼氏ができたら，このことについてどう考えるのだろうと，親として不安になる。

　私は，今でも朝，娘を送り出すときには心配になるし，娘から電話がかかってくるとあの時のことが頭をよぎる。不安な毎日に変わりはないけれど，それも日々の生活の中で，少しずつ大丈夫になっていくのだろうか。

私が悪いの？

　私は20代のOL。その日，仕事の帰りに同僚と飲みに行っていて帰りが少

し遅くなってしまった。一人暮らしの家までの道は，途中少し暗くて，いつもそこを歩くときは緊張した。その日も，お酒が入っていたとはいえ，周りに気を付けて帰っているつもりだった。歩いていたら路地から男性が出てきた。ビックリしたが，ジロジロ見るのも失礼だと思ったので足早にすれ違った。そうしたら，突然，後ろから抱きつかれた。

　最初は何が起きたのか分からなかった。服の上から胸を触られて，ビックリしてとっさに振り払おうとした。でも相手の力が強くて振り払えなかった。それでも力いっぱい抵抗した。声をふりしぼった。そうしたら，男は逃げて行った。

　心臓が警鐘のように高鳴っていた。とりあえず家に帰ろうと思った。家に辿り着くまでも気が気ではなかった。何度も後ろを振り返った。まだ男がどこかにいるかもしれないと思った。家について急いでカギを締めて，戸締りもすべて確認した。まだ動悸は収まらない。気が付いたら手も震えていた。誰かに聞いてほしくて母親に電話をした。「やっぱり都会は危ないのね。気をつけなくちゃダメじゃない」と母親は言った。私は言葉が出なかった。私が悪かったのかな，と混乱した。「まあ，運が悪かったと思って，さっさと寝なさい」そう言って母親は電話を切った。なんだろう，私の言い方が悪かったのかな。被害に遭ったのは私が悪かったせいなのかな。こんなことくらいで，大げさなのかな。いろいろな考えが頭をよぎった。もう寝よう，と私は思った。怖かったので電気をつけたままにした。布団に入ったけれど，眠るのが怖くて，でも起きていても怖くて，どうしていいのか分からなかった。

　次の日，近所の交番に行って昨日のことを話した。「被害届を出しますか？」と言われた。昨日，母親に言われたことが思い出されて，あまり大げさにするのもと思って一瞬ためらった。「被害届を出すとどうなりますか？」と聞いたら，「警察署でもう少し詳しく話を聞くことになりますよ」と言われて，これ以上話したくないと思ったので被害届は出さないことにした。警察の人から，「最近同じような事件が多いんです。パトロールを多くするようにしますから安心してください。でも，夜は危ないので，早く帰るようにしてくださいね」と言われた。ちょっとホッとしたけれど，同時に，夜遅く帰った私が悪いのかなと

も思った。

　彼氏に事件のことを話したら，「なんでそんな飲み会なんかに行ったんだ！」と怒られた。私はそれから飲み会には行かなくなった。夜飲み会に行った自分が悪いんだと思った。相変わらず眠りは浅くて，仕事には集中できない。男性が後ろにいると怖いので，仕事中もなんだかずっと気を張っていて疲れる。後ろから肩をたたかれようものなら，飛び上がるほどびっくりして，しばらくは呼吸が苦しくなる。食事は，最初は食べる気がしなかったけれど，最近は少しずつ食べられてはいる。でも，体重はだいぶ減って，周りの人にはダイエットしたのかと聞かれて面倒くさい。

　会社に行く以外は，あまり外に出なくなった。外出すると怖くて仕方がない。たまの休みに外に出てもすぐに家に帰ってしまう。友達に相談したら，「胸を触られたくらいで済んでよかったね。元気出しなよ」と言われた。胸を触られたくらいって，でも，あの時は殺されるかもと思ったし，すごく怖かったのに……。誰も私の気持ちなんて分かってくれないんだって思った。

　家にいても，インターホンが鳴ると犯人が来たのかもしれないと怖くて，必要以上に戸締りも気にするようになった。何をしてもあまり気持ちが晴れない。家でボーっとすることも多くなった。テレビを見ていると，みんな楽しそうに買い物とかしていて，私も少し前まではあんなふうにできていたのにと涙が出た。ドラマを見ていたら，女性が襲われるシーンが出てきて，ビックリしてテレビを消してしまった。それ以来，テレビはあまり見ていない。

　どうしたら元の生活に戻れるんだろう。友達の言う通り，胸を触られたくらいで私は何をやっているんだろう。世の中には，もっと怖い目に遭った人だっているのに。でも怖い。どうしようもなく怖い。こんな自分が嫌いだ。

　出来事は一瞬だった。でもあの一瞬で私の生活が変わってしまった。犯人はこういう被害者の気持ちを知っているのだろうか。心の中はまったく整理されないままだ。

露出する男たち

榎本　稔（榎本クリニック）

　Ａは，小学校５年生の時，体育の水泳時間に着替えるときプールサイドで腰にタオルを巻いていた。そのとき友人がＡのタオルをいたずらで取り，全身が素裸となり男性器が見えてしまった。その瞬間，女子生徒が「ワァー」とか「キャー」と言って騒いだ。
　Ａはその時，すごくいい感じがして，快感が全身を走って「いいなぁ」と思った。
　それから，たまに小学校の廊下で女子生徒が１～３人位向うからやってくると，すれ違い際に男性器を露出して見せた。女子生徒が「ワァー」とか「キャー」と騒ぐことが快感となって，とてもいい気持ちだった。特に小学校の先生から，注意されることはなかった。
　中学・高校は，男子のみの進学一貫校だったので，露出行為はしていなかったが，高校１年の時，通学電車の中で知り合いの女子高生の前で露出行為をしてしまった。その後，高校側に通報されて退学となった。
　その直後，母親とクリニックへ相談に来た。母親は，高校に呼び出されて，はじめて，Ａの露出行為を知らされた。青天の霹靂の事柄で，吃驚仰天，何をどうしてよいかわからなかった。今は，予備校に毎日通学しながら，毎月１回の外来通院で治療している。
　Ａは普通出産だったが，２歳過ぎまで「アー」「ウー」としか発語しなかった。３歳頃から急に発語するようになり，幼稚園頃から数字に興味を持ち始め，自動車のナンバーとか電話番号とか，カレンダーの日付や年中行事の日付を記憶していた。小学生の頃は電車に興味を示し，高架橋の上から数時間にわたって

電車を見ていた。鉄道図鑑を見て，各鉄道の電車の型式を全部記憶している。人と話すのは苦手で，自ら話しかけることはなく，特に女の子とは話したこともなかった。いわゆる「アスペルガータイプ」の少年である。

　毎朝8時ごろには予備校へ通学し勉強しているが，勉強に集中している時はいいのだが，集中力が切れると，フッと露出行為が頭に浮かんできて，男性器が勃起する。事前に準備して，廊下で女子高生とすれ違い際にチャックを下ろすと，男性器がすうっと前に飛び出した。女子高生が「キャー」と叫んで逃げて行くと，心臓がバクバクして頭も真っ白になって，有頂天になり，大急ぎで男子トイレに行って自慰行為をして射精した。

　露出の衝動行為を自分では抑えることができず，どうにもならなかった。いけない行為だとは思うが，わかっちゃいるけど止められない。週に何回かしてしまう。先生には通報されていないので，毎日通学して勉強している。

　ある朝，Morning Erection（早朝勃起）だったので，自慰行為をして射精した。その日は気持ちもすっきりして，予備校へ行ってもしっかり勉強できた。それからは，毎朝，自慰行為をして射精して通学するようにした。そうすると一日中気持ちも落ち着いて，勉強がはかどった。しばらくの間は露出行為もせず勉強していたが，数カ月後，また学校の廊下で女子高生とすれ違い際に露出行為をするようになってしまった。全国の模擬試験で成績も下がり，勉強も思うように進まず，自信もなくなり，気持ちも落ち着かず，あせってイライラしていた。そうなると，ムラムラと露出行為の衝動が湧いてきて，自分ではその衝動を抑えることができず，露出してしまうのだった。その行為の後は，気持ちもすっきりして勉強できるようになる。女子高生も「キャー」と言って逃げるが，本当は喜んでいるのではないかと思う。

　Aは，エッチな漫画を見たこともないし，ポルノのDVDを観たことはないし，観たいとも思わない。ましてや，痴漢や盗撮など，そんなことは思ったこともないし，もちろんしたこともない。また，女の子とSEXしたいと思ったこともないし，まだ，未成年だから，そんな不道徳なことをしてはいけないと思っている。

寝ている時と，勉強に集中している時以外，暇な時には，いつも露出行為のあの瞬間の時の快感がフッと頭に浮かんでくる。そのファンタジーは，ずーっと頭の中にこびりついている。決して消えてなくなることはない。それでも予備校に通い続けて勉強をした結果，何とか第3志望の大学に入学した。

　Ｂは，30代の男性で，もっぱら電車内で男性器を露出する。彼は大卒で，某小企業で働いているサラリーマンである。結婚して子供が一人いる。彼が大学生の頃，ある時，電車の中で立っていて，きれいな女性を見て，急に男性器が勃起してズボンの前が膨らんでしまい，困ってしまった。あわてて窓側を向いて隠した。それからときどき，電車の中で若い女性を見ると，男性器が勃起した。ある時，空いた電車の中で座席に座っていると，真正面に若い女性が座っているのを見て，急に男性器が勃起した。カバンを上から被せて隠し，チャックを下ろして露出した。真正面の若い女性は，ハッと気付いて驚いた表情をし，顔を横にそむけた。その瞬間，Ｂはものすごくいい気持ちがして快感だった。若い女性は，次の駅で立って降りてしまった。Ｂは，見知らぬ女性を支配する高揚感を感じた。また，ある時は，座っている若い女性の前に立って，両側からコートで隠して勃起した男性器を露出した。驚いた女性は，顔を横にそむけた。Ｂは，また快感と高揚感を覚えた。ある時は，空いた電車の中で，年配の女性の横に座って露出し，勃起した男性器を触ってもらった時もあった。度々，電車内で露出を繰り返しているうちに，その路線ではうわさが広まり，私服警官に現行犯で逮捕された。
　しばらくして，クリニックへ相談に行った。

　Ｃは，20代後半の未婚男性である。彼は内気で人付き合いが苦手で，特に女性とはあまり話したことはない。まだ，風俗店は行ったことはない。あんな不潔でいやらしい所には行きたくない。彼はまだ童貞である。彼は高校時代から週に何回か自慰行為（夜間）をしていたが，昼間，勃起することが多くて困っていた。

彼は，高校卒業後，実家から少し離れた中企業の工場に自転車で通勤することになった。工場では生産ラインで働くので女性はいない。あまり酒は飲めないので，飲み仲間にも加わらず，自転車で帰宅していた。ある時，帰宅途中，勃起する男性器を出して走り，向かいから歩いてくる若い女性に自転車から降りて見せた。女性は驚いて「キャー」と言って逃げ去った。その時，彼は全身に快感が走り，頭の中が真っ白になって高揚感が高まった。それから，度々，そのような行為を続けていた。適当な女性が見つからない時は，別な道路を走り，チャンスを探していた。ある時は，女性にお金を渡して，マスターベーションをしてもらった。次第に，そんな噂が近隣に広まっていった。ある時は，若い女性に露出して見せたが，女性は無視して逃げてしまった。別な女性を見つけようとして，その近隣を捜し求めているところ，通報を受けたパトカーが来て逮捕された。
　しばらくして，両親とクリニックへ相談に行った。

　彼らは，なぜ自分が露出行為をするのかわからない，と言う。その時は，女性が「キャー」と言って逃げていくのを見て興奮し，頭も真っ白になって有頂天になり，成功した達成感で気分は高揚し，開放される，と言う。逃げていく女性も喜んでいるはずだという，とんでもない認知の歪みを持っている。女性に対して，愛する，という感情は持たず，女性をただの性の対象としてしか見ていない。非常に冷淡で人間的情緒を欠いている（情性欠如）。人付き合いは苦手で（特に女性に対して），社会には溶け込めず，孤立しがちである。フラストレーションに対する耐性が非常に低い。女性に対して，悪いことをしたという贖罪の意識は全く持っていないのである。だから，彼らは次から次へと繰り返し露出行為を繰り返し，その行為を自分自身で抑えることができない。
　精神医学的には，露出症，反（非）社会性パーソナリティ障害と診断される。

露出被害者

A子

　あれはもう数十年も昔の事で，私が小学生だった頃の話である。
　季節は秋で夕暮れ時だったように記憶している。役所からは「良い子の皆さんは早く帰りましょう」と放送が流れ始めたそんな時間。
　私は公園で遊んでいたが，この放送を聞いて友達と別れ，自転車で家路へと急いだ。帰宅すると母が「おかえり。あら？　A子ちゃんと一緒じゃないの？」と聞いてきた。A子とは4歳離れた妹の事である。私の友人に交じって，一緒に遊ぶ事が多いのだがこの日は違った。しばらく時間が経ち，窓に目を向けると，外はいつのまにか薄暗くなっている。妹はまだ帰ってこない。
　父は心配そうに「ちょっと遅くないか？　一緒に遊んでいたB子ちゃんの家に電話をしてみよう」と提案し，これを受けて母が電話をした。B子ちゃんからは「A子ちゃんは，自転車の鍵が無くなったからまだ帰れないよ。でも，知らない人が一緒に探してくれると言っていたから大丈夫だよ」と聞かされた。母は「知らない人？　男の人？　女の人？」と聞き返している。すると母親の顔色が一瞬で変わった。きっとB子ちゃんは「知らない男の人」と答えたのであろう。電話を切ると母は慌てているようにも，少し怒ったような表情にも見受けられた。父にコソコソと耳打ちをし，それを聞いた父は慌てた様子で上着を着た。この2人の様子を見た私は，子どもながらにとても嫌な予感がしていた。「早く迎えに行かないと！」と言い父は急いで出て行こうとしていたので，私も慌てて外出の準備をした。すると父が振り返って「お父さんが1人で行くよ。待っていなさい」といつになく怖い顔で諭した。自転車で妹を迎

えに行くだけなのに，なぜかバットを持って行った父の後ろ姿を今でもはっきりと覚えている。妹が遊んでいた小学校までは，大人であれば自転車で10分もかからない。異様ともいえる緊張感の中で，母と2人会話をもするわけでもなく時間だけが過ぎていった。

　しばらく帰りを待っていると，何分経過しただろうか？　静かに妹と父が帰宅した。妹の目は真っ赤であり，声をかける事を躊躇したほどであった。暗くなった上り坂を自転車を押しながら歩いてきており，迎えに来た父の姿を見て声を出して泣いたという。

　その後は父と母は私に聞こえるか聞こえないか位の声で，真剣な表情でコソコソと会話をしていた。しかし，私が聞き耳をたてている事に気づき自分の部屋で待つようにと言った。「せっかく妹も帰って来たのに，何で私は部屋にいなくてはいけないのだろう」と不思議に思いながらも，漏れてくる会話を聞こうとドアの付近に立っていた。はっきりとは聞こえなかったが，そのうち母の泣き声が聞こえて「何で？　何で？」と何回も言っていた。その言葉に被せるように父が「A子ちゃんよく1人で帰ってきたね。頑張ったね。坂道が大変だったでしょう？」と話かけていた。妹は何も返事をしていなかったように思う。もしかしたら，あまりの恐怖に蚊の鳴くような声で答えていたのかもしれない。

　いつの間にか，私はウトウトしていたようで，目を覚ましたのは，母の「早く捕まえて下さい」という大きな声が聞こえてからだった。驚いた私は思わずドアを開けたが，そこには警察官2人が座っていた。妹は呆気にとられた様子だったが，淡々と質問に答えていた。みんなと一緒に校庭で遊んでいた事，全員が自転車に鍵をつけっぱなしにしていたのに，自分の自転車の鍵だけが無くなった事，みんなで探しているとおじさんが現れ，一緒に探してあげるから他の子は帰っていいよと言った事，次々に話をしていた。警察官は「おじさんと探していたら鍵は見つかったのかな？」と聞いている。妹は「おじさんが見つけてくれたから見つかりました」と言った。そこまでの会話は聞いていたが，母が私に気づき「部屋に戻りなさい」と強い口調で言ったので，また部屋に戻るしかなかった。そのため，この時は妹に何が起こったのか分からなかったの

である。

　ただ，この事がきっかけとなり，翌日から門限が厳しくなり，母の都合がつく時には遊んでいる場所まで迎えに来るようになった。また，可能なら，妹を連れて一緒に遊びにいってほしいと母から言われた事も度々あった。このような生活は私が中学校に入学する頃まで続いたのである。

　妹に何が起こったのかを知ったのは，私が高校生になった頃であった。夕食時に母から「小学生の頃に警察官がきたのを覚えてる？」と聞かれた。私は「そういえばそんな事があったね」と返すと，父も母も「そんな事って？」と何とも言えない顔をしていた。そして，あの時の話をしてくれたのである。

　あの日皆が帰った後に，加害者と2人で鍵を探していると，鍵を見つけた加害者が「この鍵を返してもらいたかったらこれを見てごらん」と陰部を見せてきたという。驚いた妹は身動きがとれなかった。その様子を見た加害者が，「触ってくれたら鍵は返してあげるよ」と近づいて来た。さすがに怖くなった妹は，大声で泣いて拒否をしたという。この泣き声を聞きつけた近所の大人が，すぐに駆けつけた為に，加害者は鍵を下に置いて逃げて行ったそうだ。そもそも，鍵は最初から加害者が取っていたのであろうと警察官も言っていたそうだ。

　この話を聞いた時，正直に言うと「へーそうなんだ」位にしか感じていなかった。もっと言えば，「別に何かされたわけじゃないんだから」と軽く考えていた。だから，その件を涙目で話す母を見て頭の中では「そんな事位で泣くような事なのかな？」とどこか冷めた気持ちにもなっていた。どうしてそのような感情になっていたのかということを今回を機に考えてみる事にした。

　女子トークの中では，早い場合は中学生の頃から，高校生になればほとんどがいわゆる下ネタを口にするようになる。そうなると，どこからともなく「痴漢にあった」や「露出男が〇〇にいたよ」などという報告会のような会話が繰り広げられる。その中でも露出に関しては皆の笑い話の類であったのだ。誤解のないように言っておくが，馬鹿にしているわけでは無く，自身の身体に危害が加えられる事が少ない為に，どこか他人事のような感覚になってしまうのが要因だと考える。また，1人でいる時に起こるとは限らず，下校時などで友人

と一緒にいる時にも，露出の加害者には遭遇するので，話題にあがる確率が多かったのかもしれない。もちろん性犯罪という感覚は全くなく，イベントのような感覚でもあった。わざわざ現場に出向いて犯人捜しごっこなるものも流行したものである。しかし，思春期の面白い会話の中であっても，妹の事は言えなかったのである。やはり，私自身の中にも被害者である妹を，世間の目から守りたいという気持ちが働いたのであろうか？　この感情は自分でも驚いた事の一つでもあった。他人の経験はイベントであっても，身内の事となれば違ったのである。

　月日が流れ現在はと言うと，妹も家庭を持ち幸せに過ごしている。ただ子育てをしていく中でこんな事があった。娘が幼稚園に入った頃だったが，夫婦で話をしている時に居合わせた事があった。妹は冗談でも言うかのように「可愛い娘だから小学校を卒業する頃までは，友達と遊ぶ時にもできる限り送迎をしたい。事件に巻き込まれたら大変。後悔しても遅いから」と。夫は「心配しすぎだ。事件？　そんな訳ないじゃん」と笑っていた。私もこの夫婦の掛け合いを見て，微笑ましい気持ちにもなり一緒に笑ってしまった。しかし，妹はよく見ると，真剣な顔で目に涙を溜めていた。私はどうしたんだろう？　と疑問に感じていたが，その答えはすぐに知る事となった。

　「私みたいな思いを子どもにさせたくない。できれば防犯ブザーも持たせたい」と泣きながら話したのである。義弟はカミングアウトを受けて，「何があったんだよ」と困惑しているようにも見えた。妹は，淡々と小学生の頃に露出被害にあったという体験談を簡単に話したが，義弟は「みんなが露出に会うわけじゃないし，それ位ならまだマシじゃない？　見せたいというんだから見てあげればいいじゃん」と返した。

　この感情は，以前私自身が母から聞いた時と同じであった。だから，この返事に関してはさほど気にはならなかったが，妹の涙を見て何年も苦しい思いをしていたのだと実感したのである。被害者の気持ちに寄り添うという事は，身内であってもなかなか難しいという事をこの時に身を持って痛感したのである。そして，私達家族にとって，あの出来事はとても暗い影をおとしている。

思春期の頃に，友人達とこぞって話をしていた事さえもくだらない事のように感じている。どうして？　この一件は，わが家では数十年経った今でも禁句となっているのである。例えば，小学校の頃の思い出を話している時，友人の事や，クラブ活動など「あの時期」を連想させるような会話には躊躇してしまう。皆が綺麗な夕焼けを見てうっとりとしていても，私は一瞬であの頃の自分の感情に戻ってしまうのである。また，報道などで性犯罪の話題がある場合は，家族全員が見て観ぬふりをしている。被害者本人はもちろんだが，家族までも死ぬまで被害者であり続けるものなのだと感じている。一見何事も無かったような生活をしているが，今も小学生を目にすると「あれ位の頃だったかな？」と思い出す事も多い。なぜこのような思いをしなければならないのであろう。

　あの時の「おじさん」が逮捕されたのか，その後も被害者が出ているのかは私の知るところではない。ここであえて言わせていただけるのであれば，加害者には妹と同じように苦しんでいてほしいと思っている。これが私の本音なのである。

ストーカー加害者体験談

深間内　文彦（榎本クリニック）

暴力の果て

　私は32歳。郊外の閑静な住宅街に育った。父親は会社を経営していた。父親より5歳年下の母親は，父親と結婚してからは専業主婦を通してきた。私はいわゆるエスカレーター式に私立の学校を中学・高校・大学と進んだ。スポーツは万能で，テニス，スキー，水泳，サッカーとほぼ何でも人並み以上にこなすことができた。大学に入学すると早速車の免許を取り当時はやりのスポーツカーを親にせがんで買ってもらいドライブに明け暮れた。もちろん助手席には女の子を乗せて……。

　好みの女子の誕生日はもちろんのこと，クリスマスや何かの記念日などには，ちょっと気の利いたプレゼントを必ず用意しておく。マメに連絡を取る。寝る前の「おやすみメール」でいいのだ。それを毎晩同じ時刻に欠かさない。たまにいつもの時刻を過ぎても送らないでいると相手は不安になって連絡してくることもある。相手からメールがあれば少々オーバーに喜びを表現する。こんなことを相手の反応を見ながらさりげなくできるような仲になればもうこっちのものだ。女子の扱いには慣れていたが，相手を落とすところまでが面白いのであり，飽きればまた別の女子と付き合うことになるのである。

　大学を卒業して父親の会社に入社する道もあったが，オヤジの会社の仕事にあまり興味が持てなかったし，親からも将来自分の会社を継ぐにしても若い頃

は他人の飯を食うのがいいだろうというアドバイスもあり，広告代理店に親の
コネで入社した。実際に入社してみると多忙ではあったがもともと広告関係が
好きだったこともあり仕事は楽しかった。他人との交渉や雑談には自信があっ
たし，プレゼン能力にも長けていたと思う。不規則になりがちな仕事ではあっ
たが，学生時代に培った体力で十分カバーできたし酒も強かった。すべてに自
信があった。自分のやることに間違いはない。会社の女子には私が頼りがいの
ある存在で，かつ包容力と優しさを兼ね備えた男と映っていただろう。

　K子は童顔で実年齢より若く見える。私は当時営業部門の係長でK子は同
じ部署の部下だった。K子が入社した日のことはよく憶えている。入社式を終
え，配属が決まった他の新人と一緒に私のところへ挨拶に来た。紺のスカート
スーツに黒のパンプス。目をクリクリさせ恥ずかしそうに上目遣いに笑みを浮
かべるK子は印象的だった。実際，K子は誰にでも明るく振る舞い，仕事の
のみこみも早く，誰からも親しまれる存在であった。最初は職場の飲み会やカ
ラオケに付き合ううちに私はK子を意識するようになっていった。K子も私
に好感を抱いているようにみえた。

　K子ともスタートは他の女の子同様だった。相手とコンタクトを取ることに
面倒がっていてはいけない。「最初はマメに」がモットーである。K子は明る
い性格であるが，派手なほうではない。男に媚びたりはしない。はっきりした
物言いをするが，分をわきまえている。そんなK子には好感がもてたし，こ
れまで付き合ってきた女子にはないタイプであった。私は自分の妻になる女は
いつも控えめで貞淑で従順でなければならないと思っていた。K子は若い社員
からもよく誘いを受けているようで，そのことも負けず嫌いの私のプライドが
許さなかった。私はいつになく積極的にK子へのアプローチを強め，それに
応じるかたちでK子とは深い仲になる。私は実家から通勤しており，彼女は
妹と同居していたので，性交渉はほぼラブホテルであった。1年半ほど付き合っ
た頃だったろうか，私はK子と正式に結婚することにした。K子の実家は地
方都市で商売をしており，K子の親にはじめて会ったときは正直自分とは住む
世界が異なることを実感した。私の父親は家同士のバランスが取れないと結婚

に反対した。しかし，そんな理由で今さら婚約を解消するわけにもいかなかった。自分の婚約者だった女が他の男のものになるのも許せない気がした。K子24歳，私が29歳のときだ。私の両親同様，K子とは5つ違いである。羨ましがる会社の上司や同僚・部下を尻目に，結婚と同時に私はK子に会社を辞めさせた。私達は眺望の素晴らしい高層新築マンションに新居を構えることにした。世間的には絵に描いたような幸せな新婚生活のはじまりであった。

　いざ二人だけの生活が始まってみると私はK子のやることなすことが気に障った。田舎育ちで母親から教わったこともなかったのだろうが，まず，まともに料理ができなかった。掃除や洗濯もいい加減だ。ソファの下や窓枠の隅には埃が溜まったままだ。洗濯物に糸くずがついていても気がつかない。教養がない。こちらが忙しく大変な仕事をしているというのに，K子は時間を持て余しているようで腹が立つ。

　私は結婚したことに若干後悔していたものの別れることは考えていなかった。世間体を気にしたこともあるだろう。しかし私は，それならばK子を私の理想の妻にするために調教すればいいと思った。私の5つ違いの両親も決して仲の良いよいほうではなかった。父親は何か気に入らないことがあると母親を殴ったり蹴ったりしたこともあった。小さい頃の私はそんな母親を可愛そうに感じていたが，やがて母親は父親に対して口答えするようなことは一切なくなった。結果的にそれでよかったのだ。同じ屋根の下に住む者同士，これから先，いちいちストレスが溜まらないようにするには主従関係を確立することなのだ。

　会社から私が戻ったらすぐに出迎え，食事や風呂の用意は済ませておく。私はきれい好きで几帳面だ。あるべき物があるべきところになければ頭にくる。壁に掛けてあるカレンダーが少し曲がっていただけで気になって仕方がない。昼間はK子に家事やランドクルーザーの掃除を徹底させる。朝は朝食に新聞の用意。新しい下着にワイシャツ。私の靴は常に磨いて玄関に揃えておかせる。K子のこれまでの服装や食べ物の好みや趣味・嗜好はすべて改めさせる。考え方を洗脳するといったほうがいいかもしれない。生活費の管理はすべて私が行

う。通帳やキャッシュカードやクレジットカードは私の手元だ。他人への余計な連絡は禁じた。私は時間があれば自宅に電話を入れK子の所在を確認した。今ならスマホのGPSですぐに分かるが……。他人からみれば監視といっていいのかもしれない。理由もなく不在であるときは徹底的につるし上げ白状させた。他に男がいないかを……。家は主が疲れた体と心を癒やせる場所でなければならないのだ。これに違反したときは、K子が泣いて懇願しても私は容赦なく体罰を加えた。K子はそのたびに嗚咽のような声を出した。じきにK子はペットのように従順になった。私の金で高価なマンションに住み生活している私の妻をどう仕込もうが私の自由である。だが、ムチだけでは調教はできない。アメも必要だ。報酬も必要なのだ。人がいる前ではなるべく妻に気を遣っているように装い、仲むつまじい夫婦を演じる。会社でK子のことが話題になれば結婚してよかったという仲の良さを印象づけ羨ましがらせておく。腹の中では軽蔑の一語に尽きるK子の両親だが、電話がかかってくれば、K子のことは誉めておく。俺は二重人格かもしれないと思うこともある。ちなみに電車に乗れば優先席でなくても高齢者が乗ってくれば席を譲る。急いでいない限り、重そうな荷物を持ったお年寄りが困っていれば代わりに持って横断歩道を手を引いて渡らせてあげる。私は正義感があるほうだと思うし、中途半端な状態が嫌いだ。会社でも部下に対してはっきりものを言うことが多いが、それも部下を思ってのことだ。部下にハラスメントなんかしない。つまりは、私が言うとおりのことをしていれば私は上機嫌でK子を可愛がってやるのだ。決して暴力を振るったりしない。私が言うとおりにしていれば……。

　結婚後まもない頃、K子はきつめのナイトパフュームをつけベッドに入ってきた。私はその香水の臭いがどこの男の好みだったのかと執拗に責め続け、K子の顔にビンタを喰らわせた。元彼とのセックスのテクニックが分かったときには、K子のみぞおちを殴り床にひれ伏した裸のK子の背中に足蹴りを入れK子の髪を背後からわしづかみにして床に額を叩きつけ、たたみかけるように罵倒した。鈍い音と悲鳴、そして喘ぐような声に変わった。

　K子は、そんな私に対して殴り返すでも怒って出て行くでもなかった。K子

が他の女と違っていたのは，私がキレたとき，怯えた子犬のような目で私を見上げていたことだ。そう，私は子どもの頃に悪ガキ仲間とコオロギやクワガタを捕まえては，脚を１本１本もいでいき最後は胴体だけにして針先で残った胴体を突いて反応をみる。これはワクワクするゲームだった。話を戻そう。あの目は男が女に対して征服欲を満たそうとするにはぴったりの表情なのだ。私の中の相手を服従させようと止めどなく湧き上がる欲望に強力な火をつけるその怯えた顔の表情。人をいたぶることは快感だ。お前の歪んだ顔を見るのが楽しい。泣きじゃくるＫ子の表情が私自身抑えることができないリビドーを暴走させ，徹底的にＫ子を暴力と性欲で犯していた。いつもＫ子があんな表情で私を誘うのだ。私の衝動を喚起させているのはＫ子なのだ。原因を作っているのは私ではなく，Ｋ子なのだ。お前がオドオドビクビクするからもっとイジメたくなるのだ。

「昨日はちょっとやりすぎた。ゴメン。今日はなるべく早く帰るから……」と玄関先でＫ子のあざだらけの顔と赤く膨れあがった唇に軽くキスをして，平穏な日々のごとく会社に向かうのが翌朝の情景であった。

ある日突然，Ｋ子はいなくなった。私はＫ子の予想外の行動に少し慌てたが，徐々に怒りが増してきた。逃げおおせるわけがない。キッチンテーブルの上に「さようなら」と書かれたメモが置いてあった。数日後の夜，私のケータイに妻から電話がかかってきた。「もしもし，Ｋ子です」爆発寸前の怒りを何とか抑え込み，できるだけ冷静に優しく応じた。「心配してたよ。今，どこにいるんだい」「用件だけ伝えます。離婚することに決めました」一方的な言いぐさに私の怒りは極みに達しようとしていたが，何とかこらえ一呼吸置いてから私は言った。「Ｋ子，ごめんよ。やり過ぎた。反省してるよ。戻って来てくれよ。お前なしには生きていけないんだ。もう一度話し合おう」精一杯の訴えだった。「よくそんなことが言えるわね。これまで私に何をしてきたか分かっているの？　許せるわけないじゃない！」私は必死で説得しようとするがＫ子は聞く耳を持たない。「離婚届を送るからハンコを押して送り返してね」Ｋ子はふりしぼるように言うと電話は切れた。こんなエネルギーがまだＫ子に残っ

ていたことにちょっと驚いたが，自分をコケにしてくれたＫ子に対する憎悪がメラメラと立ち上るのを心の中で感じていた。たいした所持金も持っていないＫ子が行くところといえばたかがしれている。友達のところか実家か。しかし，いつまでも友達のところを渡り歩いているわけにもいくまい。実家は遠いし日頃から病弱な親を心配させたくないと言っていた。知人が社長を務める調査会社に依頼すると翌日には報告書がメールで届いた。結婚前まで一緒に住んでいた妹のところだった。妹にはどこまで話してあるのか。すぐに乗り込んで連れ戻すか。Ｋ子から送られてきた離婚届は放置しておいたが，Ｋ子からはあれ以来電話はなかった。俺を刺激したくないからか。やがてＫ子が雑貨店でアルバイトを始めたことを後日知る。

　少し時間が経ってＫ子の気持ちも変わったかもしれない。私のことが恋しくなってきたろう。早くこの家に帰りたがっているに違いない。離婚届など送ってしまい後悔していることだろう。何と言っても私がＫ子のことを一番よく知っている。私だけがＫ子の唯一の理解者なのだ。

　私は会社から帰宅すると毎晩のようにＫ子に電話を入れ，自分に非があることを何度も詫びてＫ子に再び戻って来てくれるように懇願した。しかしＫ子の態度は変わっていない。昼間にも私は連絡を入れた。そのうち私の電話にＫ子は出なくなり着信は拒否された。メールも同様であった。私はＫ子が勤めている雑貨店に直接電話を入れＫ子を電話口に出させる。「あの写真をネットにアップして拡散させてやるぞ。みんな喜ぶだろうなあ。お前の妹は驚くだろうなあ」とさらりと言う。Ｋ子は無言で電話を切る。数日後またその店に電話をするとＫ子は店を辞めたということだった。Ｋ子の妹には結婚式以来数回会ったことがあるが，Ｋ子より気が強そうだった。妹は銀行に勤めており帰宅時間も私は調べておいた。店を辞めて今は無職のＫ子は妹宅に昼間でもいる可能性が高い。私は平日に有給休暇を取り下調べをした通りに妹のマンションへ自宅からランドクルーザーで向かう。オートロックのドアは他の住人が入るのに合わせてすり抜けエントランスホールへ。その住人がメールボックスを確認しているあいだに一人でエレベーターに乗り込む。Ｋ子の妹の部屋がある

フロアより上の階でエレベーターを降りる。階段を降り目的の部屋の前をゆっくり通り過ぎる。廊下のドア上に設置された電気メーターはゆっくり回っているだけで人の気配はない。私は地上に降りて待ち伏せをすることに決めた。小一時間も経った頃，見慣れたコートを着たＫ子が買い物袋を下げてマンションのドアを入ろうとした瞬間に私はＫ子の腕を取り，一発Ｋ子の腹を殴る。小さくうめき声が聞こえた。買い物袋から中身の食料品が散乱した。停めてあったランドクルーザーの助手席にＫ子を押し込み車を急発進させる。そうだ，またあのマンションに帰りＫ子と一緒に楽しく暮らすのだ。私が言うとおりにしていればいいのだ。

何でも知りたいストーカー

　今の世の中は狂っている。小学生がWeb上の女のあられもない姿を見て聞いて学校で情報交換している。反動なのか，一方で，性に興味を持てない若者も増えているというが。
　私は51歳。地方出身で大学受験に失敗し，上京して専門学校に入学した。公務員志望であったが試験は不合格で，事務用品の卸をしている会社に入社した。それが現在の会社である。仕事は単調だが余り気を遣わないで済む。結婚したことはあるが，すぐに別れた。どうも自分は結婚というものに向いていないらしい。というよりも誰かと長時間いると疲れてしまう。一人でいるのは孤独ではない。むしろ心が安らげる。テレビはつまらないのでほとんど見ない。休みの日は，本を読んだり音楽を聴いたりネットをしたりして時間が過ぎていく。昔から運動は苦手で趣味と呼べるものはない。口下手なため対人恐怖的なところがあり，集団でいるとその輪に入っていけないし自分が空気を乱しているような気がしていたたまれなくなる。全く人間関係には自信がない。しかし，かといって人間に興味がないかと言えばそうではなく，特に女性には気軽に声をかけられない分，異様な執着をもっていると自分でも思う。

うちの職場にも数名の女性職員がおり気立てのいい子もいる。私は以前からH美が気になっていた。顔立ちは面長で特に美人というわけではなかったが，愛嬌があった。年の頃は20前後か。彼氏がいるのかどうか聞いたことはなかった。彼女は仕事の合間にお茶を淹れてくれたり書類のコピーを取ってくれたりと素直で気立てのいい子だった。父親ほどの年齢である私のことをH美はどう思っていたのだろうか。いつしか職場で同じ部屋にいるH美のことが始終気になるようになった。仕事の打ち合わせなどと口実を作り食事に誘ったこともあった。H美は躊躇する素振りもみせず付き合ってくれた。映画が好きでレンタルでDVDを借りてよく観ているという。私も映画は嫌いではなかったので，話の相手をすることはできた。一度関係ができてしまうと求めてしまうものだ。私から半ば強引にホテルに誘うような形だった。別に不倫をしているわけではない。しかし，半年くらい経つとH美の態度はどこかよそよそしくなってきた。口には出さないが明らかに避けている様子だ。まともに目を合わせようとしない。私は日に何通ものメールを送ったが返事は素っ気ない。そのうち返事も来なくなった。それでも私は彼女を諦められなかった。
　フロアの隅には職員用ロッカーが並んでいる。ある日，H美が使用しているロッカーの扉がほんのわずか開いているのを見逃さなかった。昼休みになり，近くの食堂やレストランにランチしに行く者，コンビニに弁当を買いに行く者などで，一瞬誰もいなくなる空白の時間ができる。私は周囲に注意を払いながらH美のロッカーを静かに開ける。私服のジャケットがハンガーに掛けられロッカーの下には茶色のバッグが置かれていた。私は少し罪悪感を憶えながらも彼女の鞄を少し開けると形の異なるキーが3個付いた鍵束を見つけた。どれが自宅マンションの鍵であるかはひと目で分かった。私は鍵束ごと取り出すとズボンのポケットに入れ外に飛び出す。近くに「合いカギすぐ作ります」の看板が見える。私が今まで何度か利用したことがある店だ。自宅マンションのキーとおぼしき鍵1本のスペアを作ってもらう。小型の旋盤で鍵は加工されすぐにスペアキーが完成した。私は料金を払い礼を言い再び職場に戻る。幸いまだ職場には誰もおらず閑散としたものだった。私はそっと元の鍵束をH美

の鞄に戻しロッカーの扉を閉める。一人の社員が戻ってきた。私は朝コンビニで買っておいたサンドイッチを取り出すのであった。

　女子社員の自宅キーをコピーするのは今回がはじめてではない。H美の自宅住所はとっくに調べてある。私は翌週月曜日の朝は所用のため出社が遅くなることを部下に伝えておいた。出勤しているH美の留守宅に合い鍵で侵入するためだ。H美の自宅マンションは急行も止まる私鉄駅近くのワンルームであった。私の家からも遠くない。私は車でH美のマンション前に着いた。持って来た例の合い鍵でH美の部屋のドアを解錠する。小綺麗に整理された室内には甘い香りが漂っていた。話題の小説にファッション系の雑誌に漫画本。CDやレンタルDVDのジャケットが目に入る。どこにでもありそうな若いOL好みのものが並んでいる。ベッドにはピンクの花柄の布団が起きたときの状態で小さな山を作っていた。クローゼットに冷蔵庫の中身。一通り部屋を物色したあと，私はバスルームに向かう。洗濯機の蓋を開ける。帰宅してから洗うつもりなのか，数枚の洗濯物が底に落ちている。私は洗濯槽に手を入れその中からパンティ1枚を拝借しズボンのポケットに押し込む。洗濯機の蓋を閉めバスルームを出て，私はベッドサイドテーブルにあるシェードランプの電源コードが繋がった床に近い壁際コンセントの電源タップを同色同型式のテーブルタップ型盗聴器と交換する。停電でもしない限り盗聴器の電源は不要だ。他のものには一切触れず私はH美の部屋を出て合い鍵でロックし車に戻る。試しに受信機をオンにしてみる。今仕掛けてきた盗聴器から確かに電波が発信されていることが分かる。私はそのまま会社に向かい何食わぬ顔で皆に軽く挨拶をしてデスクにつく。チラッとH美のほうを見ると，いつものように目が合った途端に彼女は視線を落とす。

　それからというもの私は帰宅して夜中になると車を出してH美のマンション付近のなるべく人目につかない場所に停車する。受信機をオンにしてH美の部屋の中を想像しながら耳に意識を集中する。感度良好だ。しばらくするとH美の私生活がよく分かってきた。H美には若い彼氏がいる。毎晩11時頃にスマホで1時間以上話していることも珍しくない。「あのジジイとはもう別れ

たわよ。いい年してキモいの。ケチだし，アレも下手だったしね」私のことをネタにしている。私の前では聞いたことがないタメ口。私の左手の拳が小刻みに震える。彼氏がＨ美の部屋に来ているときは，Ｈ美の悦楽に満ちた喘ぎ声が受信機からのイヤホンを通して響いてくる。私は頻回にＨ美のマンション近くに車を停めて部屋の様子を盗み聞きするようになった。彼氏がＨ美の部屋を訪れる曜日も分かってきた。その翌日に私は留守のＨ美の部屋に忍び込んではＨ美の下着を盗ったりアルバムを見たりと，Ｈ美の私生活に触れるのが日常になっていった。その頃には職場のＨ美は私のことを完全に拒絶していたと思う。

　ほどなくＨ美は会社を辞めるという噂が流れる。会社を辞めて地元に帰るということらしい。結婚するのかどうか分からない。私としては，折角の楽しみが絶たれてしまうことにがっかりすると同時に，何とかＨ美の姿を残しておきたいという欲求に駆られた。Ｈ美があの部屋から引っ越すまであまり時間はなさそうだ。私はＨ美の部屋に隠しカメラを設置しようと思った。通信販売で暗視補正の付いた超小型カメラと付属品一式を購入し，Ｈ美が出勤している平日の午前中に小さなバッグにカメラ類を入れて，Ｈ美の部屋に向かう。カメラの設置は簡単にできた。30分程でＨ美の部屋を出ようとした瞬間，外には三人の男が立っていた。中央の男が手帳を開く。金属製の記章が目に飛び込む。私は逮捕された。最初に仕掛けた盗聴器も発見された。いつの間にか私は多くの罪を重ねていた。

実はストーカーは女性に多い

　私は29歳。初体験は高校二年のときで学校の先輩だったけれど，これまで付き合った人は全員年上でしかも奥さんのいる人が多いかな。高校生のときは，学校の先生とも付き合ったことがあるのよ。同年代の男子は頼りがいがなくて子どもに見えちゃう。それに私，寂しがり屋だからいつも誰かに優しくしても

らわないといられないの。お父さんは会社経営をしていて，私は一人娘だったから何でも欲しいものは買ってもらえたの。お母さんは口うるさくて嫌だね。理由は分からないけれど，19歳のときに母親に精神科の病院に連れて行かれそうになったけど，タクシーに乗り込むところで私が騒いで母親も諦めたみたい。

　私，惚れられやすいのかな。男の人って癒されたいっていう気持ちが強いでしょ。ストレス発散っていうのかな，仲良くなると警戒心が薄れて会社のこととか家族のこととか，ふだんなら喋らないようなこともペラペラ喋っちゃうのよね。付き合いはじめの頃は男の人はみんな優しい。食事にドライブ，何かとプレゼントやお小遣いもくれる。会えない日にはメールのやりとりもひっきりなしだしね。私も負けないようにすごく尽くしちゃうんだ。奥さんと別れて私と一緒になるからって言ってくれる人もいる。私も本気になって待っているのに全然話が進まない。そのうちプッツリ連絡が取れなくなって拒絶されたと思うと私はひとりぼっちになったのに，相手はぬくぬくと奥さんや子どもと幸せそうにこれからも暮らすんだわと，途端に自分が惨めに思えてきて，よくも騙してくれたね，と復讐心が湧いてくるのね。それでどうするかっていえば，例えば，SNS（FacebookやInstagramやmixiやTwitterやLINE）で別人になりすましてターゲットの知人から情報を集めるわね。ネット上には個人情報がいっぱい垂れ流されてるわ。その人が帰る時間を狙って会社や家の近くで待ち伏せしたり，奥さんもいる夜中に無言電話を日に何十回とかけたり，FAXを送りつけることもある。男の人にとって仕事はアキレス腱でしょ。だから職場に電話して繋いでもらう。それでも邪険にされるようだったらその人の上司に聞いてもらうわね。ブログを開いて相手とのこれまでの関係を事細かに綴ったこともある。

　そういうときは自分が見捨てられた可愛そうな女で，いかにひどい目に遭わされた被害者っていう気持ちが強くて，それに対して男は当然報いを受けるべきなんだとしか考えられないの。もう自分では感情も行動も抑えることができないわね。結局相手の男性が警察に訴えて私は事情を聞かれた末，こういうのっ

て病気だからちゃんと治療を受けなさいって。最初は自分でもよく分からなかったけれど，自分も苦しいのは確か。それで，専門の病院に行ってカウンセリングをはじめたの。カウンセラーの人は年配の女性だったけれど私の話をひとつひとつ整理しながら落ち着いて聞いてくれた。私は自分の性格がよくないからだろうと漠然と思っていたのだけれど，カウンセリングに通いだして段々と分かってきたことがあるの。自分にとって損か得か，○か×か，みたいなボタンを押すような考え方しかできなくて，損させられたり裏切られるともう絶対冷静になれないのよね。相手の立場とか考えないほうだから普通の人間関係もあまり上手く行かないし，何かイヤなことがあるとずっと根に持つタイプね。相手を恨んでストーカーしたり復讐したりしても相手が振り向いてくれることなんてない。ますます自分が傷つくだけ。カウンセリングを通して学んだことはよく分かるけれどそれを実行していくのはとても大変なことね。これからは自分をもっと大切にしていきたいと思う。そして本当に愛する人に巡り会えますように……。

ストーカー被害者体験談

榊原　佐和子（明治学院大学心理臨床センター）
深間内　文彦（榎本クリニック）

もうムリ！

私はアラサーのOL。

6月10日　別れたいって，今日ハッキリ思った。やっぱりムリだ。随分前からもうダメだって思ったこともあったけど，今日のことは本当にムリだった。恋人同士って相手を大切に思いやるんじゃないの？「お前のためを思って……」とか言ってたけど，絶対そんなことない。全部自分のため。最近テレビでよくモラルハラスメントで離婚！って言っているけど，すっごく分かる。夫のほうは「自分はそんなことをしていない」「自分はそんなつもりじゃなかった」って言う。離婚と妻が言い出すまで妻の気持ちに気づかないなんて，それまで相手の気持ちなんて全然気にしてなかったのよ。あいつも私の気持ちに全然気づいていない。私はもうムリ。

6月12日　嫌なことがあったときは「別れたい」って思うけど，それほど嫌じゃないときもあるから迷ってしまう。3年って結構長い。別れるのかって思うと寂しい気持ちもある。別れても他に誰かいるわけじゃないし……。誰もいないよりはまだマシって思う気持ちもないわけじゃない。この年で誰にも相手にされないなんて寂しすぎる。

6月20日　今日，ついに私から「別れる」って言った。言う前は結構気持ちが揺れていたけど，言ってよかったと思った。だけど，あいつは「絶対別れない」って。何考えているの？　恋人なんてお互いの合意の上に成り立っているんだから，どっちかが別れるって思ったら続けるなんてムリなのに……。長かったから情は残っているけれど，もう愛情はないよ。

6月21日　朝起きたらあいつから「別れたくない」ってメッセージがいっぱい届いていた。気持ち悪すぎる。こんなことする人だったとは……。

6月22日　今日もいっぱいメッセージが送られてきた。昼間から送ってくるなんて，仕事ちゃんとしてるの！　ありえない。

6月30日　「なんなの，もう！」最初はしょうがないと思っていたけど，こう毎日毎日なんて，キモすぎる。そんなことしたら余計心は離れるのに……。やっぱりあいつは人の気持ちが分かんないサイテーの人間なんだな。未練ってこっちに愛情があればうれしいのかもしれないけど，もう気持ち悪いだけ。別れて正解だった。

7月1日　今日，真紀とゴハン食べた。真紀にあいつのことを話したら，きっぱり「ヤメテ！」って言ったほうがいいって。真紀も前，彼氏と別れたとき，しつこくされたけど「ヤメテ！」って強く言ったら連絡こなくなったって。真紀の彼氏，やさしそうな人だったけどね……。そんな人でもそんなになるんだ。びっくりした。「ヤメテ！」ってメッセージ送ってみよう。

7月2日　今日，あいつに「ヤメテ！」って送ったら，それからはメッセージこなくなった。やっぱり「ヤメテ！」って早く言うべきだったんだな。とにかく，最近はスマホ見るのも嫌になっていたからホッとした。よかった。今日はゆっくり眠れそう。

7月3日　今日もメッセージこなかった。アーほんと、よかった。ドッと疲れが出た。別れるって面倒すぎる。恋人でもこんな大変なのに、結婚して別れるってことになったらどんなに大変なんだろうか？　結婚より離婚が大変だってよく言うけど、本当かもね。そう考えると結婚なんてできない気がする。私、男を見る目がないのかもしれない。あいつのことが好きになったのは自分が先だったし……。一生添い遂げる相手を見つけることはできるんだろうか、心配になる。でも一生一人で生きていける自信もないし。ウーン……。

　7月6日　「もう一度会ってくれないなら死ぬ」ってメールが来た。こわすぎる。どういうこと？　どうしたらいい？　会いたくないけど、会わなくちゃならないのかな？　どうしよう。会ったって話すことなんかない。でも死なれたら困るし、どうしよう。もう一度真紀に相談してみようか。

　7月7日　「君がいないと生きていけない」って、唄の歌詞ならよくあるけど、お互い愛しているならうっとりする言葉なんだろうけど、今あいつから言われるとただのおどしでしかない。おどして人の気持ちを動かすことができるって考えるなんてサイテーすぎる。別れるぐらいで死ぬって言うなんてありえないよ。会いたくない。でもそう言って、本当に死なれたらどうしよう。本当に死ぬつもりじゃないよね？　単に私をおどしたいんだよね。本当に困る。私を困らせて楽しんでいるのかな？　だとしたら、放っておいたほうがいいのかもしれないな。

　7月8日　どんだけ送ってくるの！　もう耐えられない！　インターネットで調べたら、ブロックしたほうがいいっていう人が多かった。ブロックしたら、さすがにこっちが嫌だって思ってるの分かるよね？

　7月9日　ブロックしたら、めちゃ電話がかかってきた。別れるって言った後にブロックしたんだから連絡とりたくないって意味に決まっているのに、な

んで分かんないのかな？　アタマ悪すぎ！　本当に死ぬつもりなんだろうか。どういうつもりなんだろう。

　7月10日　どうしたらいいのかグルグル考えてたらよく眠れなくてボーッとしてて仕事でミスばかり。電話も着拒したほうがいいのかな。でもそうしたらどうなるんだろう？　本当に死ぬとかないよね？　電話に出たほうがいいのかな？　でも電話出て「ヨリ戻したい」とか言われても困る。アタマ痛い。

　7月11日　夜中にも電話が何回もかかってきた。チョー　メイワク！　こわい！　もう電話に出るしかないか。電話に出て，ヨリ戻したいって言われたら，ムリってキッパリ言おう！　そうする！

　7月12日　電話に出られなかった。一日に何十回も電話かけてくるなんてこわすぎる。何考えてるの？　スマホ見るのがこわいから冷蔵庫に入れておいた。

　7月13日　ホント，あり得ない。私に対してあんな嫌なことしておいて，ヨリ戻す可能性が少しでもあるって考える思考回路が全く理解できない。「ちゃんと話し合いをしよう」だなんて。もう前にちゃんと話したし，これ以上話すことなんてないし。まるで話をしない私が悪いみたいに言ってくるなんてアタマおかしいの？　あんなおかしな人だったっけ？　夜中に何回も電話かけてきて，何でそんなこと言えるのか全く理解できない。それなのに，ヨリ戻したいとか，わけ分かんないんだけど……。あんなことされて，ヨリ戻す人なんかいるわけないじゃん。つき合ってた記憶自体消したいぐらいなのに。それにあんな話をした後にも何度も電話かけてくるなんて，理解できなさすぎてこわい。いい加減にしろ！！！

　7月14日　今日も何回もかかってきた。夜，真紀と話した。真紀は「それ

はストーカーだから警察に相談したほうがいい」って。別れ話のもつれだと思ってたけど，これってストーカーなの？

　7月15日　吉木さんたちに飲みに行こうと誘われたけど，そんな気になれなくて断った。「飲みに行くのを断るなんて，らしくない」って言われたけど，今遊びに行く気分に全くなれない。疲れたよ。

　7月16日　知らないアドレスからメールが来た。「死ぬ　死ぬ　死ぬ…」っていっぱい書いてあったんだけど，あいつしかいないよね。それを見たときの衝撃といったら，こわすぎる。メールが来るとスマホに表示されるのが「死ぬ」とか。ゾゾゾ!!!って鳥肌立った。やっぱり警察に行くしかないか。

　7月17日　ストーカー殺人のニュースを見た。こわすぎ！　帰ったら家にいるとか……。恐ろしすぎる。あいつも私の家を知っているし。ユリの家に泊めてもらおうかな。でもずっと泊めさせてもらうのはムリだしなあ。ウチは5階だしオートロックだし大丈夫だよね？

　7月18日　警察に行った。疲れすぎた。こっちが死にたいよ。

　7月19日　警察に行ったけど結局何にもならなかった。話しただけ。「死ねってあなたに言っているわけじゃないからねー」って言われたけど，確かに私に対して「死ね」とは言ってないけど，言っているようなもんじゃないの？　あいつのせいで，夜も眠れないし，動悸するし，胃が痛いし，仕事もなんだか変な失敗ばっかりだし，体調悪いし……。こんなんじゃ，こっちが先に死んじゃう。スマホにメッセージが出るたびに心臓が止まりそうだよ。警察も頼りにならない。信じられない。私のこのつらさを全然分かってもらえなかった。今まで人に死んで欲しいなんて一度も思ったことなかったけど，こんなんならあいつにさっさと早く死んで欲しい。

7月21日 胃が痛すぎて，会社休んで病院に行った。胃潰瘍だって。医者に「最近ストレスになっていること，心当たりありませんか？」って言われたけど，心当たりありすぎだよ。仕事休むわけにもいかないしどうしよう。あいつのことを考えていたら胃がまた痛くなってきた。

誕生日プレゼント

　また誕生日に送られてきた。気色悪い。もう4年目か。なんで毎年毎年送ってくるんだろうか。宅配便業者に送ってきた人を確かめたけど，去年とは違う名前と住所だった。どういうことなんだろう？　何したいの？　気持ち悪い。誰なの？　私の住所を知っているっていうことは私のこと知っている人なんだと思うけど心当たりがない。誕生日プレゼントっていうことだから私に好意を持っているってことだよね？　知り合いの男性でそんな人いる？　4年前ってことだと飲み屋で知り合った人いたけど，その人とはもう会ってないし，だいたい私の住所を知ってるはずないし……。誰なんだろう。気持ち悪い。はっきり名乗ればいいのに。住所と誕生日を知っているって結構近い人なのかなって思って，知り合いの男性を見るたびにこの人かなって疑っちゃう。本当，嫌な気分。引っ越したらいいのかな。でもこんなことで引っ越すなんて，私が負けたみたいで悔しいから嫌だし……。1年に1回のことだから我慢すべきなのかな。でも家を知られていると思うとこわい。オートロックなんて入ろうと思えば簡単に入れるし。最近マンションでのレイプの話を聞くとこわくてたまらなくなる。やっぱり引っ越すしかないか……。

年齢問わず

　私はもう60代。結婚してからずっと専業主婦でした。2年前に夫を病気で亡くして今は一人暮らしです。

　11月27日　あの人からお正月に家に来たいと言われたけど，正月は子どもたちも帰ってくるし困りますと伝えたら怒鳴られた。この年になって怒鳴られるなんて情けない。無念。

　12月4日　私は楽しくお話ができるだけでよかったのに……。この年で再婚なんて。結婚となると子どもたちのこともあるのにあの人はなぜそう簡単に再婚と言えるのかしら。呆れてしまう。

　12月17日　今日もあの人が家の前に来ていた。困りますと伝えても帰らない。ご近所の目もあるし本当に迷惑千万。

　12月23日　お隣の奥さんから「また来ていらしたわね。フフフ……」と。ご近所でどんな噂になっているのかしら。憂鬱。

　1月2日　あの人が家に押しかけてきた。子どもたちから年甲斐もないと私が怒られた。怒るならあの人を怒ってくれればいいのに。どういうつもりと子どもたちは聞くけど，どうもこうもない。問題はあの人なのに。孤独。

リベンジポルノ・セクストーション

　9月21日　なんで亮とあんな写真撮っちゃったんだろう。あの時はまさか

別れるなんて思わなかったし。「一生一緒！」って思ってたのに。あの写真以外にもいろんな写真がある。別れる前に全部消させておけばよかった。亮がこんなことするなんて信じられない。あんなにやさしかったのに。信じてたのに！　どうして？

　9月22日　ゆうのところにも写真送られてきたって。みんなに送っているみたい。ショックすぎた。どうやったら写真消してもらえるんだろう。

　9月23日　ゆうと一緒に亮と話をした。写真消してくれるって。よかった。亮になんでこんなことしたのって聞いたら，「俺と別れたいって言うから」って。それってどういうこと？　意味分かんない。私の知っている亮じゃないみたいなすごい顔してた。でもとにかく写真を消してくれたからよかった。

　9月28日　先輩から信じられないこと聞いた。私のあの写真が回ってるって。元の写真を消したっていう話をしたら，誰かが保存してたやつが回っているんじゃないかって。つまり誰かが私のあの写真を保存しているってこと？それって元の写真を消してもダメだってこと？　だれが見ているの？　レイプされたときってこんな気分なのかな。それよりひどい。だって，みんな知っているんだから。

　9月30日　大学に行っても，周りの誰があの写真を見ているのかなって思って全然授業が頭に入らない。どうしよう。いろいろ考えても本当どうしていいのか分からない。あの写真どこまで行っているんだろう。顔もはっきり写ってたから，私のこと知っている人があの写真を見たら絶対私って分かっちゃう。どうしよう。どうやったら消せるの？

　10月4日　ゆうに会ったとき，顔がひどいことになっているって笑われた。ひどすぎる。笑いごとじゃない。私がどんだけ悩んでいると思っているの？

誰かが写真を保存していると，またその人がアップしちゃう。アタマの中，グチャグチャ。一生このことで悩まされるってこと？　どうしたらいい？　亮はこんなことになってしまってどう思っているの？

10月5日　亮から「お前の人生メチャクチャにしてやる！」ってメッセージが来た。もうメチャクチャになってる！　なんで私はあんな写真を撮られるのを許してしまったんだろう。まさかこんなことになるなんて思いもしなかった。みんな私のことどう思ってるんだろう。ゆうでさえあんな感じなんだから，他の子はきっとあんな写真撮られた私のこと笑ってるんだろうな。ヒドい。私の一生，台無し。

10月6日　大学で亮に会った。私が裏切ったってどういうこと？　裏切りは絶対許さないって言われても，こっちは別に裏切ってないし……。「お前が俺を苦しめた」って，意味わかんない。苦しめられているのは私のほうなんだけど……。被害者はこっちなのに，なんで亮はまるで自分が被害者みたいに言うのか全く意味わかんない。最初は冗談かと思ったけど，怒ったような顔して言ってた。「復讐してやる！」って。何考えてんの？

10月7日　今日も大学で亮に会ってしまった。「誠意を見せろ！」って言われたけど，何したら誠意を見せるってことになるの？　何回も謝ったけど，「それじゃ足りない」って。どうしたらいいの？　何をしたら許してくれるの？

10月8日　学食にいたら，亮が隣に来た。折りたたみナイフみたいなのを横に置いて，何も言わずにこっちも見ないでご飯を食べていた。こわくて心臓がバクバクして動けなくなってしまった。しばらくしたら，無言で去って行ったけど，私殺されちゃうのかもしれない。大学，行けない。また会ったらどうなっちゃうんだろう。でも大学行かないと単位もらえないし卒業できないし，どうしよう。

10月9日　大学に行こうと思ったけど胸が苦しくて動けなくなってしまって，結局行けなかった。なんであんな写真撮っちゃんたんだろうっていう後悔しかない。あのときはラブラブで二人で写真撮って……。こんなことになるなんて想像もしてなかった。もう大学に行けないし就職も結婚もできないよ。また亮に会ってしまったら，あのナイフで刺されるの？　こんなこと親にも相談できないし，どうしたらいいのか分からない。

離婚したって終わらない

　3月1日　実家にあの人から連絡が入って，私がどこにいるか探しているって。よかった。まだあの人は私の居場所を知らないんだ。両親に私の居場所を教えなくてよかった。もし教えていたら，あの人にしつこく追及されて居場所を言わされてしまったかもしれない。お母さんは連絡先も知らないって言ってくれたって。本当によかった。この年になって，親に心配かけて申し訳ないけど，あの人に捕まってしまったら終わり。ヘビみたいな人。親に孫の顔を見せてあげたいけど，あの人なら探偵を使ってでも実家を監視するとかやりかねないから申し訳ないけど会わせてあげることもできない。一緒だったとき，あの人のやっていることがDVだなんて思わなかった。怒るときも，「お前が悪いから」って。そう言われ続けてたから本当に自分が悪いって思ってた。今考えるとマインドコントロールされていたんだ。骨を折られても自分が悪いと思ってたなんて，何で私はそんなふうに考えていたんだろう。毎日機嫌悪くしてないか，怒られないかって，ピクピクしてた。でもピクピクしているのは今も同じか。いつあの人に見つかってしまうかと思ってピクピクしてる。電車に乗っているときも，道を歩いているときも，ご飯食べているときも，あの人と似た感じの人がいるとメチャクチャこわくなって心拍数が上がる。だから外に出るのは本当につらい。他の人にとってなんでもない風景なのに，一生こうやってあの人の

影におびえて過ごさなければならないなんて本当にひどい話。なんで被害者の私が逃げなくてはならないんだろう。悪いのは向うなのに。そう思うと涙が出てくる。私は住む場所も仕事も友だちも両親もなにもかも全部捨てなくちゃならなかったのに……。あの人は家も仕事もそのままでいいなんて，理不尽すぎる。一緒にいたとき毎日苦しかったけどあの人が家にいないときはちょっとホッとできた。今はホッとできる時間なんて一瞬もない。どこにいてもいつあの人が現れるのかと考えてしまって不安でたまらない。今のほうが毎日一日中苦しくてしかたがない。あいつが死ぬまでこれが続くのだろうか。

　3月27日　子どもがお父さんに会いたいって。つらすぎる。あんな男でも子どもはお父さんって感じているなんて。一瞬でも子どもを憎く感じてしまった自分が許せない。子どもは悪くないのに……。子どももある日突然友だちから引き離されて，学校変わって，大変な思いをしているのに。あんなに好きだったおじいちゃんにもおばあちゃんにも会えないのに。本当に申し訳ない気持ちでいっぱい。子どものために私が頑張らなければいけない。頑張れ，私！

　4月18日　今日はホテルに泊まっている。子どもが学校でお父さんに会ったと言った。それを聞いて頭が真っ白になった。どういうこと？　子どもの学校は分からないようになっているはずなのに……。本当にあの人なのだろうか？　子どもに家の住所を聞いたって。ついにあの人に居場所がバレてしまった。このホテルにいることもバレてるかもしれない。明日ホテルを出るとき気を付けないと。でもどうやって子どもの学校を知ったのだろうか。家がバレてしまったら職場がバレるのも時間の問題だろう。やっと生活が軌道に乗ってきたばかりなのに。子どももやっと学校で友だちができて楽しそうになってきたばかりなのに。やっと仕事も見つかったのに。また何もかも捨てて逃げなくてはならないの？　何の経験もない私が死にものぐるいで見つけた仕事なのに。職場の人に事情を説明したいけれど，説明したらあの人に何が伝わるか分からないから何も言えない。この忙しい状況で急に辞めるなんて，職場に迷惑をか

けてしまうけれど仕方がない。事情も言えないし，ひたすらすみませんと謝るしかない。あんなに良くしてもらったのに本当に申し訳ない。あの人はどこまで私を苦しめたら満足するんだろうか。なんであの人は私から何もかも奪うんだろうか。なんであの人は私たちを追いかけるんだろうか。「なんで，なんで，なんで！」って頭の中グルグルしてる。苦しい！　あいつは人間の皮をかぶった化け物だ。外面だけよくて中身は心のない化け物。人を苦しめて楽しんでる。そんなの人間じゃない。とにかく逃げなくちゃ。ソーシャルワーカーの今井さんに明日朝一で連絡しよう。そうしたら何かよい方法を教えてくれるかもしれない。明日からの戦いのために寝なきゃいけないけれど目が冴えて眠れない。とにかく横にだけでもなろう。あいつと戦うって決めたんだから……。

　4月21日　結局またシェルターに逆戻り。ここに来られて安心っていう気持ちもないわけじゃないけど，またあれをはじめからやらなくちゃならないかと思うと真っ暗な闇の中に突き落とされた感じ。そんなもんじゃない。真っ暗闇の中で真っ黒な底なし沼の中に落とされた感じ。前回はどうしたらいいかよくわからなかったから，がむしゃらにがんばれたけど，もう一回あれをしなくちゃならないと思うと本当にズブズブと沼の中に引きずり込まれる気持ちになる。全く這い上がれる感じがしない。どんどん底の方に引きずり込まれて，もがいてももがいても上に這いあがれなくて，苦しくて苦しくて息ができない。どうやったら空気を吸うことができるんだろうか。私に空気が吸える日は来るんだろうか。このまま誰にも知られないうちに窒息して死んでしまうんだろうか。泣いても叫んでも誰も気づいてくれない。私の存在自体誰からも見えない。消えてしまえればいいのに。
　あの人はどうやって子どもの居場所が分かったんだろうか。子どもを学校に行かせないわけにはいかないけれど，もしまた子どもを学校に行かせることができるようになったとしてもまた見つかってしまうかもしれないと思うと絶望的な気持ちになる。これから一生あの人におびえて……，毎日四六時中おびえて暮らさなくちゃならないのか。それならまだあの人と一緒にいて時々殴られ

たり蹴られたりしていた生活のほうが気分的にはマシだった。あのときはあのときでつらかったけど，今ほどじゃない。あのままだったら子どもも仲の良い友だちと別れることなく遊べたし，金銭的な心配もしなくて済んだし……。世の中が離婚した子持ちの女性にこんなに冷たいなんて知らなかった。家もなかなか借りられないし，仕事も何度面接しても落とされて，やっと仕事に就いてあんなに一生懸命働いても，毎日の生活で精一杯で貯金なんてほとんどできない。毎日クタクタになるまで働いて，疲れきって寝るのに，ちょっとした物音がすると目が覚めてしまう。

　あの人が離婚した後も追いかけてくるなんて思いもよらなかった。離婚が成立したらあきらめてくれると思ったのに……。なんという間違った選択を私はしてしまったのか。蹴られて体が傷ついても痛みはいつか消えるけど，この心の苦しさはいつまでも消えない。消えないどころか，時間が経つにつれてより強くなっていく。このまま，この沼の中で誰にも知られずに死んでしまえればいいのに。あんな化け物と戦っても勝ち目がある気がしない。あいつには心がないから，いくらこちらが何かしても全く効かない。ただ逃げて逃げて逃げるしかない。一生逃げる人生なのか。そんな人生はつらすぎる。この先どうしていったらいいのか。

　今井さんはまた家や仕事を探せばいいって言ってくれたけれど，もうそんな気力もない。シェルターに来て，子どももまた学校に行けなくなった。私について来させたからこんなことになってしまった。子どもにとってこんな親ならいない方がましだと思う。施設で専門の人に育ててもらったほうが，こんな親に育てられるよりもいいだろう。私と一緒にいてもお金もないし，満足に学校に行かせられないし，私が働いていたら寂しい思いをさせてしまうし，逃げて隠れるだけの生活。そんな生活をあの子にさせていいわけがない。それよりなによりもこんな陰気な顔をした親と一緒にいるなんて本当に嫌だろう。それならいっそ施設で暮らしたほうが子どもにとっては幸せなのかもしれない。これまで子どものために頑張ろうって思ってきたけど，それは私のエゴにすぎなかったのかもと思う。子どもにとって私はいないほうがいいのかもしれない。

4月23日　気づいたら病院のベッドの上だった。目が覚めて今井さんに怒られた。子どもがいるじゃないって……。でも，これからどうやって生きていったらいいのか。この先真っ暗なのに生きていても仕方ない。死ねたらよかった。私のことを少しでも思ってくれているなら，あのまま死なせてくれればよかったのに。こんなんだったらあの人のところに帰ろうか。そうしたらあの人も満足して子どもも元の学校に通うことができる。私だって今よりはまだマシ。殴られているときだけ我慢すればいいのだから……。

当事者シリーズ Part 2

小児性愛のリアル

斉藤　章佳（御徒町榎本クリニック）

はじめに

「性犯罪の中でも，小児性愛は別格である。その常習性と衝動性は他の性倒錯の群を抜いている」

これはある小児性犯罪加害者の生の言葉である。この章では，児童への性犯罪を小児性愛と言わずに「小児性犯罪（暴力）」と明確に呼びたい。小児性愛というとどこか子どもを愛しているがゆえの犯行というニュアンスが強く，筆者は以前から違和感を持っていた。合意の有無にかかわらず児童への性的接触は，愛情ではなく性暴力なのである。

小児性犯罪は他の性倒錯に比べ再犯率は高い。また，先ほど述べたように合意に関するルールについても子どもの場合成立しないし子どもがどのように受け止めていても全て犯罪とみなされる。特に被害児童は，成人してからもずっと性被害の後遺症に支配され苦しむ。これは家庭内性虐待も同様である。強姦同様「魂の殺人」と言えるだろう。

以上のような点で，その被害者に与える長期間に及ぶ影響を考えるとやはり小児性愛は性犯罪の中でも際立った存在であるといえる。

筆者が出会ってきた小児性犯罪者たち

　小児性犯罪者には，幼い子どもにのみ性的衝動を感じるタイプと，成人女性にも性的衝動を感じるタイプとに分けることができる。筆者が出会ってきた小児性犯罪者には前者のものが多く，まれにではあるが男児への性的嗜好を持っている者にも数名ではあるが出会ったことがある。男児の場合，加害者に同性愛的傾向があったりするため治療は困難を極める。

　彼らの頭の中はどのようになっているのだろうか。一つの加害者の典型的パターンとして，職業選択が自らの小児性愛的嗜好を基準に選択しているケースがある。つまり，小学校の先生や保育士という，児童に関わることを職業としている者である。彼らは口をそろえてこう言っている。

　「いずれ大人になったら経験することなのだから教育的指導という観点で性的接触を行っただけである」

　「可愛いからついついかわいがるつもりで一線を越えてしまった。決して傷つけようと思ったわけではないし相手もそれを受け入れていた」

　とんでもない認知の歪みだ。児童にとって教師は唯一絶対的存在である。また，教師が否定すれば当該児童から根掘り葉掘りされたことを聞くことはない。絶対的立場を利用した卑劣な性暴力。現在ではこのような学校内での性的嫌がらせを「スクール・セクシャル・ハラスメント」というが，被害児童は親にも打ち明けられず不登校になったりリストカットが始まったりとさまざまなトラウマ症状に苦しめられる。子どもの性被害はよく「性的いたずら」と表現されることがあるが，そんな軽い言葉で表現できるほどこの問題は軽いものではない。「いたずら」という言葉にはそこまで大したことはないというニュアンスが含まれるため被害児童に使うべきではないし，やはり明確に小児性犯罪（暴力）というべきだろう。

　次に，そんな「小児性犯罪のリアル」について二事例をもとに迫っていきたい。

小児性犯罪のリアル①

・症例A：20代
成育歴

都内にて同胞三子の長男として成育する。父親は福祉関係職員で，母も訪問介護のヘルパーをしており両親とも多忙だった。父親は，厳格な人で仕事のストレスを晩酌で紛らわし時々母親を殴っていた。それを見ながら，福祉関係の仕事には絶対に就きたくないと思っていた。

小学生の時，2歳下の妹の下半身を触りふざけていた。また，お風呂場で下半身同士をこすり付けあうこともしていたが，妹は嫌がっていなかった。また，毎年公共のプールなどでバレないように同級生の女子のお尻を触るなどの行為もしていた。中学に入り，家には帰りたくなくて不良グループに入るようになる。万引きやケンカで補導されることも度々あった。今考えると父親に反発していたのかもしれない。高校時代は一変して，まじめに勉強に取り組むようになり児童福祉を学び，子どもの支援をしたいとおぼろげながらイメージしていた。ただ妹への性的接触は続いており，年頃の妹の陰部をさわりながら自慰行為をすることもあった。

希望通り児童福祉系の大学に進学すると，一人暮らしをはじめ自由な時間が増えインターネットでロリコン系のサイトばかりを見るようになり大学の授業にはあまり出席していなかった。

昨年から路上で10歳前後の女児に声をかけ団地の死角になっているところでお尻を触ったり胸を触ったりしていた。やがて，次第にエスカレートしていき同様の手口で障害者用の公衆トイレ内にて口淫をさせたり，陰部を執拗に触ったりという行為を繰り返すようになる。被害児童には必ず，「いい子だから黙っているんだよ。お母さんが知ったらおまえのことを嫌いになるからね」といい口封じに写真を撮っていた。

ある日，いつもの公園の身体障害者用の公衆トイレで行為に及ぼうとしたと

ころ，待ち伏せていた警察官に取り押さえられ逮捕に至った。

Aの刑務所からの手紙

斉藤先生，グループのみなさん，こんにちは。

もうこの「刑務所からの手紙」を始めて1年が経過しますね。私が榎本クリニックに通院していたあの頃が懐かしいです。

私は，刑務所の中でさまざまな方に支えられながら小児性暴力の問題に取り組んでいますが，あまりの困難さに挫けて「もう諦めてしまおうか」と思うことが最近多くなってきました。刑務所の中で，更生を目指すことが困難であると言ったら，被害者や私の犯罪で迷惑を与えてしまった関係者の方々に非難されるかもしれませんが，残念ながら私が受刑している刑務所は更生を目指す場所にはなっていません。特に，治療や教育的観点はなく，個人的に性暴力からの更生に向けた取り組みをしようとしても，周囲からの理解は到底得られないですし，逆に所内での風当たりが強くなります。正直な話，他の受刑者に合わせて要領よく生活を送っていた方が楽ですし，刑務所からもよい評価をもらえます。更生なんか諦めてしまった方がいいのかもしれません。もちろん実際には諦めることはないですが，この思いを誰かに伝えたくて手紙に記しました。

一方で，SAG（Sexual Addiction Group-meeting：榎本クリニックで行っている性犯罪者再犯防止プログラム）に通院している方のことをとてもうらやましく思います。社会内でSAGに参加すること自体はとても大変なことは理解していますが，そうであっても週3回も同じ思いを共有する仲間に会って話すことができるのですから羨ましいです。辛いとき苦しいときに支えあえる仲間がいることはすごいことだと思います。みんなは一人一人がSAGに参加するのは自分の回復のためだと思いますが，それが結果として他の仲間の支えや勇気になっていると考えると，そこに「他者に対する責任」を感じることができます。私が「あきらめられない」と感じるとき，一番最初に浮かんでくる言葉はそうした「他者に対する責任」です。私がここであきらめたら今まで支えてくれた家族や，榎本クリニックのスタッフ，SAGに通っている仲間に申

し訳ないです。他者からの評価を期待して頑張るのは，私の悪循環のパターンなのですが，どうしてもそのように感じてしまします。あまり好ましい動機ではなりませんが諦めてしまうよりはずっといいように思います。

　さて，今回はマスターベーションのことについて考えてみたいと思います。みなさんはマスターベーションの管理に関してはどのようにしているのでしょうか。私は原則しない方向で制限をかけています。少なくとも否定的感情（怒りや不満）を感じているとき，マスターベーションで対処するという方法をとらないように努力しています。それと，正直なところマスターベーションをするときは必ず児童への性的接触を想起してしまいます。アダルト系の雑誌でも使えばそういう不適切なファンタジーは防止できるのですが，私はアダルト雑誌でのマスターベーションはしないということを自らに課しているのでなかなかコントロールが難しいです。現在では，マスターベーションをすることが面倒になりつつあります。しかし，一方でずっとマスターベーションをしていないと夢精してしまいます。社会にいるとそういうアクシデントがあっても下着を洗濯すればいいのですが，刑務所の中ではそういうわけにはいきません。着替えや洗濯を勝手にすることは許されないですし，体を洗ったり拭いたりすることは許されません。そういうアクシデントが起きれば正直とてもみじめな気持になりますし，それをネタにいじめられたりします。刑務所の中でも性犯罪者は排除される存在なのです。

　だからそのようなアクシデントを避けるために，定期的には処理します。ただその処理のためのマスターベーションは，したくてしているのではないので感情的には否定的感情の中で行っています。否定的な感情の中でマスターベーションはしないと決めてはいるのですが，このジレンマはずっとあるためいっそうのことマスターベーションは全面的に禁止しようかと考えています。そこには，いろいろな葛藤があるのは事実ですが結果とプロセスを見たら悪循環のサイクルに陥っていた過去と同じような状態になっています。自然に生まれる性欲を自然に解消できればいいのですが，私の場合は自然な性的欲求は児童に向けられたものです。やはり，マスターベーション自体禁止する方向で取り組

んでいこうと手紙を書きながら決めました。
　私はまだ刑務所にいるので，仮に悪循環のサイクルが回転し始めても重大な失敗を犯すことにはなりづらい守られた面がありますが，出所すればさまざまな形での性的誘惑や，直接性に結びつかなくても引き金になってしまうような出来事が多々あると思います。みなさんは社会の中で治療プログラムを受けながら，日々こうしたリスクに注意を払って生活しているのだと思いますが，マスターベーションも含め皆さんの経験や対処方法を手紙を通じて教えていただきたいです。私自身の考えとしては「刑務所にいるから大丈夫」と，この問題を野放しにはしたくありません。例えば，怒りの感情を抱いてしまう結果が予測されるときに，怒りたくないための行動を制限することがあります。もちろんそれはそれで忍耐という意味で大切なことだと思うのですが，その避けた行動が本来的には避けるべきではないことだったりすると，それはそれで不適切な対処だと思います。従って，行動を起こしてそれに対する反対意見が出たときに，その反対意見が客観的に不合理だったとしても，それを怒りとして表出せずに適切に処理して自分の問題として解消していくというようなスキルを身につけたいと思います。
　では今回は紙面の都合からここまでにしたいと思います。どうか皆様健康にはご自愛され充実した毎日を送られることを願っています（Aより）。

小児性犯罪のリアル②

・症例B：40代
成育歴
　東北地方にて成育する。両親は共働きで祖父母に育てられた。
　小学校の頃から，イジメを受けることが多く友人ができず孤立していた。小学校時代の記憶はあまり残っていない。ただ，小学校4年ごろにプールの着替えの時下級生の性器を触りとても興奮したことははっきりと覚えている。こ

れ以降，中学生になっても男子小学生の虜になった。高校生になっても，公園などで遊んでいる男児の性器を触ったりして現行犯で逮捕されたが，この時は示談が成立し事なきを得る。

その後，児童保育の専門学校に進学し保育士免許を取得する。目的は，職業という建前があることを利用し自然に男児に触れるためだった。就職して1年目は，なるべく興奮を押さえながら必要以上に男児に接触する機会を持たなかった。しかし，二年目に入ると受け持ちの児童ができ一定時間一緒にいる場面が増え最初はじゃれあいながら体を触りあっていた。そのような行為を繰り返すうちに，徐々に行動はエスカレートしていき，男児の性器を触ったり，自らの性器を触らせたりするようになる。そんな秘密の関係が続く中，ある児童が家で母親に先生からされたことを打ち明けて事件は発覚する。Bは解雇されるが，また別の保育園で働くようになり同様の行為が始まり，逮捕に至る。

後に発覚するが，被害児童は50人を超えており夜眠れなくなる子や，慢性的な吐き気を訴える子，チックのような症状が出る子などさまざまな後遺症を呈する子どもがあらわるようになった。Bは，今回の事件で実刑となり刑務所に収監された。

出所後支えきれぬ加害者家族

出所後，Bは両親とアパートに暮らすようになった。

過去には，50人以上の被害児童が出た事件で約3年間服役し昨年末出所してきた。出所後，同居することになった母親はBに「小さい子どもには絶対に近づかないように」と約束させていた。しかし，次の事件を起こすまで半年と持たなかった。

現在，Bは母の紹介先の会社で働いているが母親は，息子が仕事以外で外出した時は，行き先や用件を聞くようにしている。母親としては，本当は信じたいが今まで何度も約束をしては裏切られている。家庭内でも，息子の行動を監視・監督しながら警告のサインに気を付けていくしかない。Bは，今回家族だけではなく応援してくれた人の気持ちも全部裏切っている。Bは犯行時の状況

について「孤独を感じるときに好みの男の子と出会うと吸い込まれるように性的接触を求めてしまう」と打ち明けている。

　母親は，最終的にBに対してもうこれ以上は面倒見られないし，親子の縁を切ると伝えた。本意ではなかったが仕方なかった。母親はなぜBが子どもに性欲を感じてしまうか最後まで理解に苦しんだ。最終的に，この問題に詳しい医師に相談し「性依存症という病気だから仕方がない」と理解したが違和感や不全感は残る。自分の育て方が悪かったからBがこのように育ったのだと自らの子育てを振り返り後悔し涙を浮かべていた。Bのような問題を抱えている人が地域で生活するのは困難である。日本の法制度では，子どもへの性犯罪を繰り返す加害者に対して長期間刑務所に隔離するシステムもなければ，効果的な治療方法も確立されていない。課題は山積している。

Bの刑務所からの手紙

　私は現在強制わいせつ罪，誘拐罪，県迷惑防止条例違反などの罪によって服役しています。

　成人女性にも多少興味はありますが，主に小さな男の子に犯行をし続けてきました。私は女の子よりも男の子に異常に性欲が刺激されるのです。初めは成人女性をターゲットにしようと思っていたこともあったのですが，すぐに警察に通報されると思い小学生の男の子だったら従順でかわいいから大丈夫かもしれないという考えから数多くのわいせつ行為をしてきました。それをするために保育士を選んだといってもいいと思います。

　一度は，実刑1年6カ月執行猶予3年で社会復帰しました。その後，1年ほど再犯することなく生活していたのですが，再度小学生の男の子にわいせつ行為をしてしまい執行猶予中の再犯だったため刑務所に収監されました。この時に職業訓練を受けて6カ月の仮釈がついて出所しました。本当は保育士の仕事に再就職したかったのですがそれは諦め，保護司の先生の協力もあり日雇いで働いていましたが気の緩みから再び小学生の男の子を車に乗せてしまい，わいせつ行為におよびました。この裁判は，わいせつ目的の罪で5年の実刑

判決になりました。裁判で被害者家族の怒りを肌で感じ，取り返しのつかないことをしてしまったと後悔しました。

　私は仲良くなったと思っていた，被害者本人からも手紙をもらいました。その中には「おじさんがぼくたちにしたエッチなことを許すので残りの受刑生活を体に気をつけて一日でも早く出所できるように頑張って下さい」と書いてあり，涙が止まりませんでした。この手紙をきっかけに私は心の底から反省するようになり，生まれ変わりました。出所後に，被害者家族に会いに行って真っ先に謝りに行きたいです。

　最後に，刑務所の処遇について書きたいと思います。私の性依存症の問題について刑務所では効果的な処遇ができているとは言い難いです。この問題について全く何の治療もされない状態で服役期間を過ごした私としては「これだったらまた再犯してもおかしくないな」という気持ちのまま出所していました。一般社会では自分にとって危険人物や情報があればいくらでも逃げることができます。しかし刑務所の中というのは，犯罪者の集まりであり言い方を変えると悪い知識に長けた人の人々が結集しているところなので，自らがそのような人たちと関係性を切ろうとしても，否が応でも目や耳に入ってきます。まして，反復性が高く嗜癖化している者がそのような環境に長く浸っていれば，余計に問題が悪化していくように思います。これは私が実際に体験した出来事なのです。独居処遇などで悪い者同士の情報交換を防ぐとは言っているものの，年単位に及ぶ日々に人とのふれあいはなく過ごすということは不可能な話です。初犯施設では，反省や更生に力を入れますが再犯施設は緩やかな処遇であり，前科2犯だろうが10犯であろうが再犯となれば皆一緒です。私のような服役体験を持つものから申し上げたいのは，被害者の処罰感情からすると社会から消えてほしいわけで，長期間閉じ込めておいてほしいと思うのは当たり前です。しかし，私の場合男児への性的欲求が引き金になっている場合やはりそれを治療しなければいけません。成人男性しかいない刑務所の中では，再犯は起きません。その中で生活していると「もう治った。以前の自分ではなくなった」と錯覚して，社会に出るとリスクはいっきに高まるわけで，そういうことを考え

ると刑務所内での生活が長くなればなるほど，悪化するような気がしてなりません。決して自分の刑を軽くしてほしいということではありませんが，私はそのように考えています。ではまた手紙を書きます。Bより。

最後に

　彼らは反省しながらも，また再犯を繰り返す。特に小児性犯罪は反復性が高い。
　一見彼らは非常に深い反省をしているようだが，その翌日再犯することも珍しくない。そして裁判で「もう絶対にやりません」と同じような発言を繰り返す。さらに刑務所では非常に模範囚である。これは性犯罪の前科者だと周囲から苛められるということがあるから大人しくしているのかもしれないが，妙に静かである。そして彼らの常套句は「もう絶対にやりません。やめることができます」である。確かに一時的にやめることは可能かもしれないので，このコメントは強ち嘘でない。しかし，この問題は「やめる」ことよりも「やめ続ける」ことが重要なのである。彼らに「あなたはやめ続けることはできますか」と質問すると，即答で返事は返ってこないことが多い。つまり，彼らは心底から児童への性的接触を悪いとは思っていない。そして，その行為がどれほどの傷を与えるのかも考えていない。その行為は，被害児童の未来を奪う。そして，人間としての尊厳を深く深く傷つける。でも，悲しいかなそれが「小児性犯罪のリアル」である。

強姦のリアル

斉藤　章佳（御徒町榎本クリニック）

はじめに

　ここでは，性犯罪の中でも最も悪質で相手に与えるダメージが大きい「強姦加害者のリアル」について迫りたい。そもそも強姦とは，レイプとほぼ同義語として使用されており，相手の意思に関係なく強引に性行為を行うことである。刑法上は，強姦罪として規定されており，「暴行または脅迫を手段とし女性を抗拒不能の状態において姦淫する罪。被害者が 13 歳未満の場合には，暴行，脅迫の有無，同意の有無にかかわらず強姦罪を構成する（刑法 177）」とある。つまり性犯罪の中でも最も悪質なものであることがわかる。さらに，強姦も強制わいせつも親告罪であるから，被害者が届け出なければ犯罪とはならない。つまり，非常に暗数の多い犯罪が性犯罪だといえる。興味深いことは強姦加害者の一部は既婚者であったり，セックスパートナーを持っていたりして性欲の発散には不自由はないはずなのに事件を起こしている。

筆者の出会ってきた強姦加害者たち

　榎本クリニックでは，平成 18 年 5 月から「性犯罪者の地域トリートメント」

と称して，さまざまな性的逸脱行動を繰り返してきた対象者に対して，依存症治療で培ってきた治療モデルを発展させ再発防止プログラムを行ってきた。筆者はそのプログラム・ディレクターとして多くの性犯罪者に出会ってきたが，案外強姦加害者の受診は少ない。それは，逮捕拘留され実刑になるケースが多く，裁判前に保釈され受診し治療を開始するケースはほとんどないからだ。また，受刑後も満期出所者が多いためそのまま社会内処遇につながりにくいという点も専門治療に現れない要因である。従って，筆者が彼らと出会う場所は警察署や拘置所に拘留中面会に行くということを通じて出会う。

　読者にわかりやすいように，彼らを3つのタイプに分けるとすると，暴力的で性欲旺盛な明らかな「肉食系タイプ」，見た目からしてひ弱で明らかに強姦のような凶悪な犯罪をしないような「草食系タイプ」，外見は一般的に見ても格好よく女性にも困っている様子もなく知的にも高い「インテリ系タイプ」に分類できる。

　彼らは一様にこう言う。

　「逮捕されてよかった。事の重大さに気づいてこのままいくともっとエスカレートしていた」「自己中心的な行動で被害者に深い傷を与えてしまった」

　「何度謝罪しても被害者の心の傷は決して消えないと思う」

　「家族や職場にも迷惑をかけてしまった。ずっとこの罪を背負い続けていこう」

　非常に薄っぺらい反省であり，その場しのぎの弁解である。そして私は，しばし絶望的になる。

　では，前置きはこれぐらいにして，二事例の「強姦加害者のリアル」を取り上げその実態に迫っていきたい。

強姦加害者のリアル①

・症例A（30代）
成育歴

Aは独身で，今回の事件で逮捕されるまではサラリーマンをしていた。これまでに前科前歴はなく，今回が初犯になる。共働きの両親のもと同胞3子の二男として成育する。学生時代は目立たないタイプで，特に問題行動もなかったが中学生の時かなりひどいイジメを受け一時不登校になったこともあった。

大卒後一般企業に就職し勤務態度はまじめだった。一方で，当時流行したミクシィを介して不特定多数の女性と肉体関係を持つようになり表と裏の顔を持ち合わせていた。また，この頃から一人暮らしの女性宅に侵入し強姦するという行動が始まっている。今回の事件をきっかけに10件をこえる同様の住居侵入・強姦が発覚した。

事件の概要

Aの住居侵入，強姦の手口はパターン化している。

事件①：事件当時，仕事で毎回プレゼンを失敗し，今回こそ成功しないといけない焦りがあったのと，前回ミクシィで出会った女性からセックスを断られたことが重なりかなりイライラしていたように思う。

その日も，会社から自宅に帰りガムテープ・手錠・手袋の3点セットを持ちだし夜間一人暮らし風のアパートで玄関の鍵がかかっていない部屋を探していた。ある部屋の玄関の鍵が開いている部屋を見つけた。男性の部屋か女性の部屋か区別がつかず30分程入ろうかどうか迷っていたところ，玄関から女性の靴が見えたためそのまま部屋に侵入した。部屋に入ると2部屋あり，一人暮らしではないなと思ったがもう後には引けないため，一室のドアが開いていたので入ってみたら女性のワンピースがかかっていた。別の部屋を覗くと，女性が横になってウトウトしているのが目に入った。

Aは「チャンスだ」と思った。

その後は，素早く女性の後ろに回り込み「大人しくしていたらなにもしない」といってアイマスクと手錠をかけ，口はガムテープでふさいだ。女性は悲鳴を上げたが声もあまり大きくなかったのでこれならバレていないと判断した。女性を拘束した後，Aは女性を立たせて誘導しながら鍵とドアチェーンをかけさせた。さらに部屋に戻りベランダのカーテンを閉めた。女性は，「ウーウー」と苦しそうで取り乱していたため，お酒を飲ませればこの後のセックスも酔って気持ちよくなるのではと考え，部屋にあったウォッカをAは口に含み女性に口づけして飲ませた。その後，女性は抵抗せずAのいわれるがままに服を脱ぎ下着を脱いだ。この時，Aはウォッカを飲ませたから女性もその気になってきたんだと考えていた。Aはズボンをおろし勃起した陰茎を挿入した。女性が抵抗したため，その体を押さえ抜けないようにしているうちにあまりの興奮から射精してしまった。とっさにAはまずいと思い，女性をお風呂場に誘導し，証拠隠滅のためシャワーで陰部を洗った。また，同時にAは持っていたスマートフォンで裸の女性の写真を撮り「もし今日のことを口外したら写真をばらまくからな」と笑いながら女性に言った。Aは，女性が強姦被害にあったことを他人に知られたくないという心理を熟知しており犯行に利用していた。それはある性犯罪報道で知ったという。ある強盗強姦事件で，犯行時に被害者の顔写真を撮影し被害届を出せば裁判員裁判で裁判員が写真を見ることになると脅して口封じをしていたという内容をはっきりと記憶していた。Aは，裁判員制度ですら女性の恐怖心をあおるものとして犯行に利用していた。

ほどなくして対象行為が終わると，女性と会話がしたくなりカップルのように後ろから抱く形でソファに座り1時間ほど会話を楽しんだあと，部屋にあった携帯電話からSIMカードを取り出し部屋にあったハサミで切った。最後に，Aは女性に「また会おうね」といって部屋を出るとダッシュで自宅に帰った。Aは今回も相手の体に傷をつけずにセックスできたと満足気だった。一方で，またやってしまったという後悔とバレないだろうかという恐怖心で心臓が口から飛び出るかと思った。ただ，犯行後は被害女性に思いをはせることは全くな

かった。

　このような同様の手口でAは10数件に及ぶ強姦事件を犯している。相手の体に傷をつけずにセックスできたと認識しているAの病的な認知の歪みが問題行動を支える大きな要因になっていることは言うまでもない。

Aの「刑務所からの手紙」

被害者のあなたへ
　どうしてもあなたに私がしたとこを謝罪したくてこの手紙を書いています。
　私は何度落ち度もないあなたにとても卑怯な方法で，人として最低最悪なことをしてしまいました。突然現れて恐怖を与え，多大なる不快な思いや不安感を与えてしまいました。あなたには私が考える以上の恐怖感や屈辱感，絶望感があったはずです。そして，あなたの人生をくるわせてしまいました。謝っても到底許されることではありませんが，私は謝り続けるほかありません。あんなひどいことをしておいて絶対に許さない，加害者から受けた恐怖や屈辱は消えないし，今さら謝罪などやめてほしい，ふざけるなというのが本音だと思います。私も大切な人が同様の被害にあえば，加害者を殺しに行くかもしれません。改めて取り返しのつかないことをしてしまったと反省しています。
　私は，逮捕されてから自分がした行いは全て自分に返ってくるということを実感しています。逮捕後は，私もすべてを失いました。刑務所でこのことを考えていると，とてもつらく死んでしまいたい気持ちになります。しかしこれは自分の行った加害行為がブーメランのように返ってきている表れだと受け止めています。刑務所では，自分自身のことについても考えています。なぜ私は今回のような事件を起こしたのか。なぜ踏みとどまることができなかったのか。このような観点から，原因を突き止め刑務所内の性犯罪者再犯防止プログラムを受講し行動変容につなげていきたいです。私は，「バレなければいい」「もっとひどいことをしている奴は世の中にいっぱいいる」などと考え，最低なことを妄想し実際に行動化してしまいました。そして1件だけでなく次々と事件を起こし，その都度もうこれで最後にしようと思いながら，1件また1件と繰

り返していきました。

　あなたに対する罪を本気で償うと決めた今は，もう二度と自己中心的な性犯罪という罪は起こさないと誓うことができます。人として間違ったことをするくらいなら死んで詫びるというという気持ちで正しく生きていこうと思います。このように考えることもあなたへの償いの一つになればと思います。

　最後に，私はあなたに取り返しのつかないことをしてしまいました。私はあなたにしたことを生涯1秒たりとも忘れることなく反省を続け，今後は正しく生きるということをあなたに誓いたいと思います。本当に申し訳ありませんでした。

強姦加害者のリアル②

・症例B（20代）
成育歴
　Bは一人っ子で生まれ幼い頃から両親に溺愛されて育った。学校の成績も優秀で，常にクラスではトップ5に入っていたが気の許せる友人はなくクラスでは孤立していた。また，もともと斜視で目線が合いづらく女性と目を合わせて会話したことがなかった。身長も低く身体的なコンプレックスがあり，それを克服するかのように中高と勉強に打ち込んでいた。高卒後，2浪して某有私立大学に入学しBはこのチャンスを生かして自分を変えようと，さまざまなサークル活動に顔を出していた。しかし，やはり人間関係に行き詰まり男の友人はできるが女友達は全くできなかった。そうすると，いつも思うのは自分のコンプレックスである斜視と低身長のことだ。この世代なら当然感じる女性とセックスしたいという思いは達成されず月日は過ぎていった。

事件の概要
　ある日，自宅の帰宅途中いつも見かける女子高生と自転車ですれ違いその髪

の毛の匂いが忘れられず「身体を触ってみたい」という考えが頭の中を支配するようになった。その翌日，勇気を出して女子高生に話しかけてみたが無視されて通り過ぎて行った。そのように見送ることが何度か続き，その女子高生に対し無性に怒りがわいてきた。

　その1週間後，別の女子高生をつけて髪の毛の匂いを嗅いでいたとき思い切って話しかけてみようという気になった。

　A「ちょっと時間はあるかな？」

　するとその子は素直についてきた。

　A「彼氏はいるの？」「セックスはしたことはあるの？」「何人とセックスしたの？」

　続けざまに質問した。今考えると不思議だが，その子は普通に質問に答えてくれた。私はこのとき抵抗がないことに驚き，そして「さほど抵抗もないしこれは簡単にセックスできるかもしれない」と考えた。この体験をきっかけに行動化は徐々にエスカレートしていく。ナイフや軍手を所持し夜間徘徊するようになった。そして，はじめてナイフを見せ相手を脅迫した。すると相手はもちろん怖いので大声をだしたり抵抗することはなく，これに味をしめ下着を脱がせて陰部を弄ぶという問題行動をくりかえすようになった。

　そして，女の子に初めて声をかけた日から1年半が経過し，いつものようにナイフで女性を脅し陰部を弄んだあと，とうとう近くにあった公園に無理矢理連れて行って強姦に及んだ。行為終了後，ついに一線を越えてしまった興奮と取り返しがつかないことをしてしまったという恐怖感とが交錯したが，しかしすでに次の行動化への渇望感が同時に湧いてきた。これ以降，月に2回のペースでノルマを決めて半年間強姦をしていた。

　その後，すぐある被害者から被害届が提出され逮捕となった。Bは逮捕された瞬間，ほっとしたという。もうこれで，毎日いつ逮捕されるかびくびくして生活しなくていいんだという安堵感と，最後の方は自分の行動が自分でコントロールできない状態になっており，惰性で強姦をやっていた。この間，Bの中にあった信念は「相手を怪我させずに強姦する」という事例Aと同様の根強

い認知の歪みであった。むしろ相手は喜んでいるだろう，外だから喘ぎ声は出せないんだろうと本気で思っていた。この時点で，強姦という性犯罪自体が相手をどれほど傷つけているか，全く想像できなかったのである。

Bの「自分へ宛てた手紙」

Bよ。愚かなBよ。

いったいおまえは何をやってるんだ。

おまえは，今回自分がしたことがどれほど多くの人を傷つけ苦しめたのか本当にわかっているのか。そして今も，これからもどれほどの苦痛にもがき苦しむことになるのか，本当にわかっているのか。

おまえは自分のことしか考えず，とても自己中心的だ。そして，非道にも強姦をしているとき，被害者がどれほどの恐怖感の中で，痛みに苦しみ，いやもしかしたら痛みすら感じないほどの苦しみだったかもしれない中で，絶望に打ちひしがれていたか。必死に命を守ろうと身動きもとれなかったに違いない。そのような思いをなぜ考えることができなかったのか。なぜ踏みとどまることができなかったのか。

人間性，人としての尊厳を踏みにじり，自分の行為で相手がどう感じ，そしてどう苦しんだかに想像力を働かせるのは何も特別なことではなく，人として当然できないといけないのではないか。それを持ち合わせていないおまえはもはや人間ではない。

被害者は，おまえのせいで重大な痛みを背負ってしまった。決して，単純な「加害」「被害」で片づけられることではない。以前は，普通に生活できていたはずの人間としての幸せ，このような当たり前の幸せをおまえはいとも簡単に奪ってしまったのだ。

わかるかBよ。

普通の幸せを奪われたものの気持ちを。家族の気持ちを。死んで償うのが当然ではないか。

被害者が何をしたというのか。被害者の家族がおまえに何をしたというのか。

もし，あなたの大切な家族が，恋人が，妹が，同じ被害にあったらどう感じるのか。おそらくおまえも加害者を殺したくなるだろう。決して許せないはずだ。
　Ｂよ。
　今やおまえの存在自体が被害者にとって，被害者家族にとって，またＢの家族にとって，社会にとって大きな，大きな恐怖，不安，怒り，悲しみの種になっていることを忘れるな。みんなお前のことを軽蔑し嫌っているんだ。そのことを忘れるな。
　Ｂよ。おまえの家族はどうなった。事件を起こしてからどうなった。おまえがあんな性犯罪をしていたことを知り，父親はどう思ったのか。母親はどう思ったのか。絶望の淵にいるだろう。こんなに一生懸命お前に手をかけ愛情を尽くし，私財を投入した結果がこれだ。心理的，経済的，社会的にもう立ち直れないショックを与えたはずだ。おまえの家族もそういう意味では被害者なんだ。裏切られたという意味では，最大の被害者かもしれない。
　このようにおまえは数えきれないほど多くの罪なき人の人生を狂わせたのだ。この罪をどうやって償うのか。どうやって責任をとるのか。一生をかけて償う覚悟はあるのか。そのためにおまえは何をするのか。
　刑罰はおまえにとって十分なものではない。むしろ，若いおまえがその後社会でいかに性犯罪者として苦しみ二重刑といわれる状況下で，GPSなどの電子監視のもと国によって管理され行動を制限されるのだ。もちろん，働こうとしてもお前の情報はインターネットで公開されていてどの会社もおまえを雇うことはないだろう。雇った会社は命取りになるからな。そうやっておまえは出所した後も，自分の犯した罪の重さを一生実感しながら生きていくんだ。それがせめてもの被害者への償いである。
　最後にＢよ，おまえにいいたい。
　被害者から見たら，おまえの繰り返してきた残虐な性犯罪は「病気」かどうかは関係ない。病気に逃げるな。ちゃんと自分のやったことを思い出せ。交番の前でお前は同様の犯罪をするのか。しないだろう。そうだ，このすべての犯罪はお前が選択して行っているんだ。

自分が犯した罪から逃げるな。

最後に

　この章にあげた「強姦加害者のリアル」は彼らのほんの一端に過ぎない。また，性暴力がどんなに被害者の人生を壊すのか知られていない。アメリカの精神科医であるA.ミラーは強姦を含む性犯罪を「魂の殺人」と呼んでいる。まさにそのとおりだ。

　「支配欲」と「認知の歪み」は強姦加害者の二大特徴である。彼らは2つの事例にあるようにきわめて自己中心的でありながら周囲に合わせる従順さを持ち合わせている。それが証拠に，彼らは刑務所ではいわゆる優等生といわれ真面目に刑期を過ごす。そしてある者は出所して再び同様の犯行に及ぶ。中には，刑務所にいる間から「出所したら強姦しよう」と心に決めて本当に対象行為に及んだ事件もある。

　強姦加害者の心の闇は深い。それは性的欲求だけでは説明できず，男性の支配欲，優越感，孤独，スリルやリスク，その他さまざまな心理的要因が複雑に絡み合っている。この問題をタブーとするのではなく，男性の問題としてしっかりと直視していくことが臨床家に求められる姿勢であると考えている。

セックス依存症の男たち

榎本　稔（榎本クリニック）

　Sは，40代独身のセックス依存症の男である。

　Sは，中学生の頃から女の子に惹かれ，憧れを持つようになった。それも，ロマンティックラブというのではなく，女の子の裸の姿を意識して，その女の子を木に縛り付けていたずらをしようという気持ちになったりした。もちろん，そんな行為はできるはずもないし，そんな空想上の遊びを空恐ろしいことだとも思った。

　高校生頃からは，さまざまなヌード雑誌を見ては，マスターベーションを1日に何回もするようになった。TVでも夜の番組でヌードの女性の踊りやポルノグラフティのDVDを熱心に観ていた。友人が持ってきた江戸時代の「春画」を見て，その大胆な性器の描写に心臓がドキドキして，自分の性意識にグサリと突き刺さる感じがした。Sは，それらを見ながらセックスシーンを思い出し，マスターベーションを何回もした。

　大学に入って，女子学生の多くいる運動部に入った。熱心に部活の練習には参加したが，女子学生にはなかなか話しかけられなかった。生身の女子学生が怖かった。先輩に誘われて，はじめて「ソープランド」に行った。根底には早く「男」になりたいという気持ちがあり，恐る恐る，ドキドキしながら店に入った。自分では何をどうすればよいかわからず，相手の裸の女性に教え導かれたのだが，わけもわからず，何をしたのかもわからず，店を出てきてしまった。現実に目の前にいる生身の女性は，ポルノ雑誌で見た想像の中で空想するような女性ではなく，自分の言いなりになるような「物」でもなかった。知らない

もの同士がいきなり裸になって、セックスすることに怖気づいてしまったのだ。
　その後は、勇気を出して「男」になるために、何度もソープランドへ行った。男が男になるためには乗り越えなければならない壁ではないかと思った。Sは、ロマンティックに愛する女性とセックスをするという意識ではなく、自分の性欲のはけ口のためのツールとして、女性を「物」として思っていた。
　大学卒業後、某商社に就職した。仕事は熱心で、毎日テキパキと動き回り、売り上げの成績もよく、上司からも期待をかけられていた。しかし、次第にプレッシャーを感じるようになり、金のある限りソープランドへ通った。会社の女性には近づけなかった。そのうち、好きな女性ができたが、振られてしまった。
　そのうえ、父がギャンブル好きだったため、その借金の肩代わりまでさせられてしまった。自分はなんて不幸な男なのだろうと落ち込み、自分に自信が持てなくなった。会社では何事もないかのように振る舞っていたが、全てが虚しく、自分はいったい何のために生きているのかさっぱりわからなくなってしまった。
　Sにとって、信じられるものは欲望だけだった。とりわけ、Sには性欲しか自分の拠りどころとするものはなかった。とうとう、日本でのソープランド通いでは満足することができなくなり、東南アジアのある国に買春ツアーに出かけるようになった。異国の女性には、日本女性にはない魅力を感じることができた。日本ではできなかったヌード写真やセックスの場面を動画に撮るようになり、ますます買春ツアーにのめりこんでいった。Sは仕事熱心だったので、ある国には商談をまとめるために度々出張することがあった。と言うよりも、進んで海外出張した。日本（表の顔）では、仕事のできる真面目な商社マンであるが、海外のある国（裏の顔）では、毎晩、娼婦をホテルに呼び込み買春をした。ある時は、数人の娼婦を呼んで乱交することもあった。それらを写真や動画に撮っていた。Sには罪の意識はなく、もちろん、贖罪の気持ちは全くなかった。そんな海外出張の買春行為が会社側に伝わってしまい、退職を迫られる結果となったため、父親とクリニックへ相談に来た。

Xは30代，一人息子で母親の期待通りに医者になった。

　両親は離婚し，今は母親と二人暮らしである。母親は教育ママで，息子を可愛がり，思い通りに育てた。小学校時代は成績も一番で，いつも優等生だった。Xは，母親の期待通りに一生懸命勉強し，某大学医学部を卒業した。Xは，母親の最高傑作の息子だった。

　Xは，小児科医となった。子供が好きだからである。Xは母親に依存し，母親とは何でもよく話せるが，同世代の女性とはあまり話ができない。母子相互依存の男なのである。同世代の女性に近づきたいと思うが，それが思うようにできない。彼の心の中には，母親の心が棲んで，支配している。いつしか，その心性が小学生の女の子に向けられるようになった。しかも，バレエのレッスンをしている白いタイツをはいた女の子に惹きつけられていった。自動車に乗ってかなり広範囲に練習帰りの白いタイツの女の子を捜し求めた。そんな女の子を見つけると，やさしく声をかけ，「お母さんに頼まれたから…」，「お母さんが交通事故に遭って入院したから…」と言葉巧みに女の子を騙し，自動車に乗せて人通りの少ないところに連れて行き，強制わいせつ行為をした。ある時は，ドライブに連れて行き，強制わいせつ行為をしたのである。その行為は，10人もの女の子および，女の子の報告から，その子どもの母親が警察に通報した。

　Xは間もなく逮捕され，裁判の結果，実刑判決を受け刑務所で服役中である。彼の母親がクリニックへ相談に来た。

まとめ

　彼らは，性（行為）について認知行動能力的歪みが著しく，反社会的行動が目立つ。極端な性嗜好障害，反社会性パーソナリティ障害と診断される。

「セックス依存症」を自称する女たち

衿野　未矢（ノンフィクション作家）

彼女たちが打ち明け話をする理由

　現代を生きる女性たちが抱える問題について取材と執筆を重ねている私は，十年以上の長期間にわたる婚外恋愛を続けているカップルを追った『十年不倫』（新潮社），出産を経験せずに40代〜50代を迎えた女性の苦悩をテーマにした『「子供を生まない」という選択』（講談社），『セックスレスな女たち』（祥伝社）などの著作を刊行してきた。

　その過程で，「私はセックス依存症です」と自称する女性にも話を聞く機会がたびたびあった。恋愛や結婚生活，職場などのテーマについて取材をすることになり，長時間にわたって語り合ううちに，「実は私……」と，告白が始まるパターンが多い。

　なぜ，彼女たちは「私はセックス依存症です」と自ら口にしたのか。それは，まず，「言語化して気持の整理をつけたいが，人には相談できない」というジレンマを抱えているからであろう。

　取材の前に，彼女たちは私の著作で事例がどう紹介されているかを読み，「私の性行動を告白しても，糾弾されることはなさそうだ」，「これだけ赤裸々な告白を聞いているのだから，私のことを『異常だ』と切り捨てることはないだろう」，「秘密を他で洩らすこともないに違いない」，そんな期待を抱き，「話してみようかな……」と思うのだ。

その一方で，インターネット上の交流サイトであるソーシャル・ネットワーキング・サービス（SNS）で，男性遍歴をあからさまにつづったり，「女子会」で過激な性体験を自慢しあったりする女性が存在するのも確かである。性について語ることができる女性と，抱え込むしかない女性との二極分化が進んでいるようだ。

とはいえ，セックス依存症を自称する女性が，「ごく親しい相手にしか打ち明けていないのですが……」とか，「同じような行動をしている女友だちがいて，秘密を共有できる3人でときどき集まっています」などと語ることも多い。セックスに「秘め事」という感覚を持ち，あからさまに口にすべきではないと考えているタイプの女性の間にも，"解放"は着実に進んでいるようだ。

ところで「セックス依存症」という言葉は診断名ではなく，定義もない。本稿では，「私はセックス依存症である」と自ら語った女性たちの事例を紹介してゆくことにしよう。

家庭内ではセックスレス

事例 美代子さん（仮名・以下同）は38歳で，40歳の夫と都心の高層賃貸マンションに2人暮らし。そろそろ子どもが欲しいと思いながらも，2人とも正社員で忙しく，また，現在の生活レベルを維持したいと思うため，先送りになっている。小柄でショートヘアがよく似合い，年齢よりも若く見える，かわいらしいタイプだ。

美代子さんの夫はスノーボードが趣味で，冬になると毎週のように仲間たちとスキー場へ出かけてゆく。小遣いは冬に使い果たすので，夏は家にいることが多い。

「そもそもは，夫がいなくてヒマな冬に，ネットにはまったのがきっかけです」

そう語る美代子さんの趣味は，学生時代に始めたスポーツ「ラクロス」であ

る。SNS を通じて仲間を作り，大学チームの試合を観戦したり，練習会に参加したりしている。

「ラクロスの仲間を見つけたくて始めた SNS ですが，お互いを友だちと認め合った相手の数がカウントされますよね。人とのつながりが濃くなっていくのを，数字で実感できるのが面白くて，はまりました」

観戦の帰りの飲み会で親しくなった相手が，28 歳の独身男性である K さんだった。美代子さんの住まいから，タクシー代 1,000 円ほどで行ける小さなマンションに住んでいる。

「イラストレーターの彼は，自宅で仕事をしています。夫の留守など，私の都合がよいときに，タクシーでパーッと飛んでいけるのが……よかったのか，悪かったのか……。夫は，もともと強いほうではなかったし，今はほとんどセックスレス状態です」

美代子さんの夫は地方の出身だが，彼女の実家は都内にあり，両親の家までは電車で 1 時間ほどだ。しかし，親や女友だちを外出の口実に使ったことはない。

「だって口実なんか必要ないから。冬の週末ならいつでも OK ですし，夏でも，たとえば土曜の昼間，夫が道具のメンテナンスをしにスノボのショップへ行っているときとか，いくらでも機会はあります」

彼女に話を聞いたのは，カジュアルなワインバーだ。ボトルで 1,900 円の赤ワインを飲みながら，整理された口調で語る美代子さんが，「私はセックス依存症」と自己診断するのはなぜか。

「ふと気がつくと，彼のことを考えています。もちろんエッチなこと。それから，次に彼の部屋に行けるまであと何時間あるかとか計算したり……あと SNS を見る。彼が何をしているのか，恋人ができた気配はないか……」

K さんは仕事の宣伝を兼ねて，1 日に何度も書き込みをする。そのため美代子さんも，仕事中でもスマートフォンをチェックする。しかし K さんとは「カラダだけの関係で，恋愛感情はありません」と言う。

愛しているのは夫

　時間がたつにつれて，美代子さんの口調は酔いを感じさせるものに変わっていった。
　「愛しているのは夫です。今はセックス依存症だけど，そのうち冷めると思いますよ。以前にもセックス依存症だった時期があるので，自分のことは，よくわかっています。……29歳で結婚する前に，50人は超えてます。わりと手当たり次第って感じ？　たとえば仕事関係のイベントでチームを組んだときに，キックオフの飲み会で1人食って，打ち上げでも食って，同窓会みたいに集まって忘年会したときに，また食って，みたいな。基本はアルコールですね。酔った勢いに持ち込む，という感じですか」
　彼女は，反応を確かめるかのように私の目をのぞきこみ，にんまりと笑った。
　「Kとは，いちおう不倫ということになるのでしょうが，さっきも言ったとおり，カラダだけなんです。夫のスノボ仲間には女性もいて，もしかして，デキちゃった相手もいるかも。でも愛しているのは私のことだと思うんです。家計を同じにして，老後を過ごす相手も私ですよね。一緒にスノボをするのと，エッチをするのと……もちろん違うでしょうが，そーんなに，ものすごーく，違うってわけでもないと思う」
　かつて私も，SNSに夢中になったことがある。40歳になったばかりのころ，1人暮らしをしていたマンションでパソコンに向かい，「友だち」と認め合った相手が書いた日記をチェックしてはコメントを書き込んだ。それでいて，相手が私の日記に「コメント返し」をしてくれないと，なぜ嫌われたのかと悩んだ。
　夢中になっていた時期は半年ほどである。なぜ，自分はこんなにSNSに振り回されているのかを自問してみたところ，「数字のマジックにとらわれているのだ」と気付いた。美代子さんも言うように，SNSでは「友だち」や「コメント」の数がカウントされる。その数字が伸びていかないと，見捨てられたかのような孤独感におそわれるのである。
　バーチャルな人間関係と評されがちなSNSだが，目の前につきつけられる数字はリアルだ。ネットどころか，ケータイも，パソコンもない時代を知って

いる私は，幸いなことに，数字のマジックにとらわれている自分に気付くことができた。

自責の念の薄さ

美代子さんに対して，私はこんな体験を話してみた。

「SNSをやっていて，ふと気がつくと3時間ぐらいたっていたとき，すごく無駄な時間を過ごしたという気になりませんか？」

すると美代子さんは「うーん，どうかなあ」と間を置いてから，ふたたび口を開いた。

「無駄な時間だったのかもしれないけれど，コメントを残したり，古い知り合いを見つけ出して友だち申請したりとか，それなりに成果は残っているから，まあいいかなと思う感じですね」

その言葉を聞いて，私はかつてSNSにのめりこんでいたときの自分と，美代子さんとの違いに気付いた。SNSに時間とエネルギーを注ぎ込んでいることを，彼女は問題視していない。それはキャラクターの差もあるが，ネットを通じた人間関係に対して，社会の目が変化したことも大きいはずだ。

10年ほど前までは，SNSを通じて結ばれたカップルの結婚パーティーに招かれると，「どこで知り合ったかは秘密にしておいて」と口止めされたものだった。今では堂々と公表される。

SNSにのめりこんでいたとき，私は「現実での人間関係が充実していないから，やむなくネットに頼っている哀れな自分」を責めては，孤独感をさらにつのらせていた。寂しさを忘れるために，SNSでコメントの数を確かめ，期待ほどには増えていないと肩を落とし，さらに孤独感を深めつつ，自分を責めるというスパイラルにおちいっていた。

しかし美代子さんは，「ネットを通じて人とつながっている私は孤独じゃない」という意識を持っているように思われる。

本当に大丈夫？

　美代子さんは、「堕ちてゆく私」の自虐にとらわれてはいない。夫を裏切り続けている自分を責めてもいない。昔から存在する「浮気を繰り返している人妻」であり、大きな問題を抱えているとは言えないのかもしれない。ただ気になるのは、Kさんのことである。
　「大丈夫ですよ。変な写真とかも撮らせてないし、彼が浮気をネタに私を恐喝するなんて考えられない、優しくて人のいい男性だから大丈夫ですよ」
　ワイングラスを手にしてから、彼女はさらに続けた。
　「数をこなしたときに、いろんな男性をひととおり見てきました。危ない相手を見分ける自信はあります。Kは大丈夫ですよ」
　4杯目をぐっと飲み干した彼女は、ボトルに残っていたワインを、私のグラスと自分のとに、均等に注ぎ分けてから、店員にジェスチュアで新しいボトルをオーダーした。
　「ふうーっ、気がねなく飲むワインって、ホントにおいしい。家ではほとんど飲みません。夫の前で酔っぱらって、変なことを言ってしまうと困るから。Kのところでも、ずっとしらふですよ。酔って寝入ってしまったら、やっぱり困るから。お酒大好きなんですけど、そうやって、気をつけています。だから大丈夫ですよ。あと、他のオトコも大丈夫」
　他のオトコとは、どういう意味だろう。問い掛けてみると、美代子さんは、私をからかうような口調で答えてくれた。
　「んーと、まあ、だからぁ、K1人だったら、依存症とか、そこまで思わないですよね、普通。はい、正直に言います。出会い系で、オトコ、見つけてます。もちろんプロフィールはでたらめ。会うときは、身分のわかる免許証とか名刺とかは家に置いてゆく。SNSだけじゃなくて、出会い系で好みの相手を見つける時間も、実は長いです。K以外とは一回限りと決めているから、今現在で18人、食ってます。相手の評価とか、手帳にメモしてますが、夫には絶対わからないように書いているから、大丈夫ですよ」

リスク分散のために

事例 大手メーカーで働く38歳の日登美さんの身分は「派遣会社の正社員」である。同じ職場にいる10人の女性のうち,半分はそのメーカーの正社員であり,残りは契約社員だ。自分と同じ立場の女性がおらず,孤立しがちなのがきっかけで,複数の男性との性関係にのめりこんだ時期があるという。

「なぜ複数の相手と関係を持ったかというと,リスク分散のためです。相手は既婚男性,しかも家庭円満で子どももいる人に限っていました。私と関係を持っていることが人に知られると困る人……つまり私が弱みを握っている相手というわけです」

趣味はランニングという日登美さんは,スリムな長身にストレートのロングヘアがよく似合う美人である。先に紹介した美代子さんと同じワインバーで会ったのだが,日登美さんはアルコール度数の弱いカクテルを1杯飲んだだけだった。

「もし1人と深入りしたら,私がのめりこんじゃいそうだから。複数の相手と同時進行して,自分に歯止めをかけていたのです」

SNSを通じて,ランニング関係の社会人サークルを見つけては参加し,条件に合う男性を見つけたという。

「遠方のマラソン大会を口実にすれば,既婚の人でも堂々と外泊できますからね。ランニング系のサークルは不倫の温床ですよ」

複数の男性と同時進行で関係を持つようになったのは,33歳のころからだ。

「なんとなく勢いで,1人とエッチしちゃった直後に,ちょっと気になっていた相手からアプローチされて,応じてしまって……。不倫って,はじめは抵抗があったけれど,相手が私に気を遣ってくれるから,けっこう気楽なんですよ。それに同世代の男友だちだと,飲食費はワリカンになりますよね。私はほとんど飲まないのに,ワリカンだと,損をした気になっちゃう。だからおじさ

んたちにおごってもらう快感にも目覚めちゃったかな。おいしいものを食べる経済力があって，金払いもいい男性というのも，条件の1つです」

彼女の収入は，ボーナスのない契約社員である同僚に比べれば多いものの，正社員の7割程度にとどまる。それでも「正社員に負けたくない」と，服装や髪型にお金をかけていた日登美さんにとって，飲食費の負担は切実だったのだろう。

「欲張りだから」

関係ができても，会うのは2か月に1度程度のデートにとどめ，彼女の言葉を借りれば「細く長いお付き合い」を維持した。

「会う回数は少なくても，メールを一日に一度以上やりとりしていれば，付き合っているということだと思います。相手と切れたいなと思ったら，メールの回数や長さを徐々に減らしてフェードアウトです」

運ばれてきたピザをつまみながら，男性たちに連れられていったレストランやバーを，彼女は楽しげに振り返った。地方で裕福な暮しをしている両親のもとで，外食の楽しさを味わいながら育ってきた彼女は，グルメガイド雑誌の愛読者である。

「私はたぶん，性欲が強いほうです。我慢できないんです。欲張りだから，いろいろ試してみたいという気持ちもある。お酒の好きな人が，メニューに『幻の焼酎』とかあるのを見ると，飲みたがりますよね。私も同じで，好みのタイプと出会うと，『あっ，試してみたい，絶対に』と思う。それでセックス依存症になったんでしょうね」

デートの回数は少なくても週に1回，多ければ4回。相手の数は，彼女によれば「たぶん25人ぐらい」という。

「でも35を過ぎたころから，そろそろやめようと思いました。だって結婚したいもん」

日登美さんは男性のチェック項目をがらりと改めた。独身で，飲食費に大金をはたかず，酔っても電車で帰るような堅実な男性へとシフトしたのだ。しか

し38歳の今も，理想の相手に巡り合ってはいない。
「1人ね，問題アリの男がいるのです」
日登美さんは眉をひそめた。
「うっかりしていて……スマホで変な写真……絶対に人には見られたくない写真を撮られちゃったんです。相手は，誰でも知っているような，大きい会社に勤めている40代の人。家のパソコンは奥さんと共有だというから，問題の写真データはそのスマホにしか入っていないはず。削除してもらうタイミングをはかっているんですが，なかなかうまくいかなくて。リベンジポルノという言葉を初めて聞いたとき，どきっとしました」
かつて交際していた恋人や，別れた配偶者に報復するため，本来なら公開をはばかるような写真や映像を，インターネットなどで"さらす"行為は，ここ数年，リベンジポルノと呼ばれて問題視されるようになった。
「そうは言っても，彼に写真を撮られちゃった弱みで，いやいやながら付き合っているわけじゃないですよ。おいしいもの食べて，いい気分になれる相手は，やっぱり必要だから。今は，問題のその人と，もう1人をキープしてます。ただ，やっぱり，写真をどうにかするまでは，結婚話とか進められないですよね。婚活しつつ，削除のタイミングをはかりつつ……です」
うっかりしたふりをして，彼のスマホを風呂に漬けるといった荒療治はできないものだろうか？
「危険が大きすぎます。実は他にもデータを残してあったら……，水没させたケータイのデータが復元できてしまったら……。それに私もね，向こうの弱みを握っています。領収書を会社の経費で落としたことがあるし，なんといっても既婚だし……。もし浮気がばれて，離婚になったら，何をされるかわからなくて，怖い。だから彼の夫婦仲の円満を祈っています」

加害者になるかもしれない

事例 25歳の咲さんは，色白でふっくらした体型で，友人からは「癒し系」と言われている。東京の郊外で両親と住んでいる。社員15人ほどの商社の正社員で，収入はさほど多くないが，両親に毎月2万円を渡す以外は自由に遣うことができる。

お酒が大好きで，飲み始めると泥酔するまでやめられない。泥酔するのは週に2～3回で，あとの日はまったく飲まない。1人でも入りやすいバーや居酒屋の常連となり，店で知り合ったばかりの男性と性行為を繰り返している。

「私がセックス依存症になったのは，自宅が遠いからです」

セックスという言葉をためらいなく口にした咲さんは，そう言って笑った。

「お酒を飲んで酔っ払う，電車じゃ帰れない，でもタクシーだと5千円ぐらいかかる。仕方がないから，適当な相手をピックアップして，ホテルに行くかな……ということになるのです。今は何人かキープしていますから，酔っ払ってきたら，ラインやメールで『これから会えない？』と，相手を募集します。手持ちの相手に気持ちが乗らないときは，店内をぐるーっと見回して，ピックアップします」

咲さんは，私がときどき顔を出すバーの常連客である。カウンターで初めて顔を合わせたとき，私が依存症について取材をしていると話すと，彼女が「私はセックス依存症だわ」と言い出した。そして日を改めて，土曜のランチをともにすることになった。

彼女が複数の男性と関係を持っていることは，その店の常連の多くが知っている。本人も隠そうとはしない。そうした中で，彼女の誘いに応じる男性は，常連客になって日が浅いか，彼自身も奔放な性関係をひけらかしたいタイプかのどちらかである。彼女の住まいに近いカフェで，ワンプレートに盛られたしゃれた食事を前に，彼女は上機嫌で「好きなタイプの男性」について語った。し

かし彼女が通っている店の主人や他の常連客からは，こんな声が聞こえてくる。
「気に入った男がいると，手を握って離さない。抱きついてキスをせがむこともある。相手に連れがいようが，いまいが，お構いなし。目をつけたバーテンダーの手を取って，自分の胸を触らせたこともあった。女性だから許されているけれど，男性がやったら犯罪だ」
 このところ私は，新聞や雑誌などから，女性が加害者となるセクハラ事件について，取材を受けることが続いている。咲さんは，いつまでも司法のお世話にならずにすむのだろうか？
 セックスレスについて取材を進めていると，そこにおちいった背景には，充分な睡眠時間が取れないほど長い勤務時間や，遠距離通勤，夫婦のプライバシーが保てない住宅環境など，社会全体が共有すべき問題が横たわっていることを実感する。しかしながら，その行為の結果を背負うのは当事者である。
 セックス依存症を自称する女性にも，同じことが言える。女性の飲酒や泥酔への寛容さに"守られて"いる咲さんや，自分は大丈夫だと繰り返す美代子さん，リベンジポルノにおびえる日登美さんが直面すべき問題は，その性行動ではなく，自分を守れずにいる点なのかもしれない。

風俗通いの男たち

榎本　稔（榎本クリニック）

　Oは，もっぱら風俗通いをする30代の男性である。

　Oの両親は，ともに学校の教師である。Oは，幼小児期から厳しいしつけを受けて育った。小学校時代は，母親がその学校の教師であった。中学校時代は父親がその中学の教頭であった。家でも学校でも，いつも両親に見張られている気がしていて，思春期頃には反発する気持ちも強くなり，わざと浪費するようになった。

　大学は両親の眼から離れたくて，わざと地方の大学に行った。両親の薦める教育学部ではなく，福祉学部に進んだ。大分，開放された気分になり，その頃から，マスターベーションの回数も多くなって，1日に5〜6回はするようになっていた。何とか大学を卒業して老人介護施設に就職した。給料が入ると，自然と風俗通いが始まった。

　Oは，人と人とのコミュニケーションがうまくできず，職場のスタッフや利用者の気持ちがわからずに，会話がしばしば食い違って，頻繁にトラブルを起こしていた。その場の空気を読むことができず，自分の思い込みどおりに熱心に行動してしまうので，スタッフや利用者から非難の声が上がってきた。Oは広汎性発達障害の傾向を持っていたので，他人とのコミュニケーションが取れなかった。そんなストレスフルな日常勤務の中で，Oは足繁く風俗に通うようになる。女性に対しても，愛する対象として接するのではなく，自分の単なる性欲処理のはけ口として，ツールのように見ている。女性を卑下し，女性を支配することで高揚感を満たしているのである。

ある日は，風俗のはしごをした。1回の性行為では満足できず，一晩に3～4軒も渡り歩いた。当然，金が足りなくなり，サラ金から借金をして破産した。それからはヤミ金から借金をして返済できなくなり，両親から借金してまで風俗に通った。
　ある時は，SM（サド・マゾ）クラブにも行った。さまざまな性行為の体位や演技をしたが，なかなか満足することはできなかった。

　Pは，風俗通いが止められない20代後半の男性である。
　Pは，中学時代に両親のセックスの場面を見てしまった。それからは，エロ漫画や少女漫画を見るようになった。高校時代からは，アダルトビデオやエロ動画を観るようになり，ポルノ小説や官能小説も読み，マスターベーションの回数も多くなった。
　女子高生には惹きつけられてはいるが，話すのは苦手である。音楽大学に入ってからバンド活動にのめりこんで，ギターを弾き，全国で演奏活動をして回った。女性部員とは音楽の話はできるが，それ以上には近寄れなかった。先輩（男性）に誘われて風俗に連れて行かれた。相手の女性に教えられて，セックスをした時は，えも言われぬ快感だった。それからは，お金のある時は風俗通いをするようになった。
　大学を卒業して，実家から通って働くようになってからは，給料の全てを風俗通いにつぎ込んでいた。親の強い勧めで結婚してからは，妻とセックスしているので，しばらくは風俗には行かなかった。そのうちに妻とのセックスでは物足りなくなって，こっそりと風俗に通った。性感染症に罹り，妻に移してしまった。妻に風俗通いがバレ，離婚することとなった。離婚後は，再び風俗通いが始まった。ある時は一晩に3軒位の店を渡り歩いた。金が足りないと，サラ金やヤミ金から借金をして数百万円以上となり，両親から借金をして返済した。会社も欠勤することが多くなり，父親とともにクリニックへ相談に行った。

まとめ

　彼らは，ストレスが溜まってちょっと呑み屋やバーに行く呑兵衛と同じようにただセックスをして，ストレス発散する目的で風俗へ行くのである。思いたったその瞬間に女のカラダが欲しいのである。彼らは持続した人間関係を維持できない。また，フラストレーションに対する耐性が非常に低く，セルフコントロールができない。性欲が強く，これもまたセルフコントロール出来ない。女性との持続した人間関係は苦手だが，性欲のはけ口としての一時的な接触ならOKなのである。

サイバーセックス依存症のリアル

斉藤　章佳（御徒町榎本クリニック）

はじめに

　私が知っているある性依存症の当事者はサイバーセックス（Cybersex）について，「サイバーセックスは，セックス依存症のクラック（安価な濃縮コカイン）である」といっていた。

　サイバーセックスとは，数ある性依存症の一種であり，インターネット（主にチャットやスカイプ）を介して別の場所にいる2人以上の参加者が互いに性的なメッセージを送信し合い，興奮を得る事をいう。

　現在のところ明確な定義は存在しないが，インターネットの匿名性と低リスク環境で行えるや無料ということもあって，多くの人が一昔前まではなかったような性依存の問題を抱えるようになっている。ちなみに，日本国内では「チャットH」や「裏クチュ」などとも呼ばれており，一種のロール・プレイング感があり参加者はまるで本当にセックスを行っているかのような文章を打ち合う。まず一方が，自分がどのような行為をしているか述べ，それに対して他方が反応を返すという形でチャットが進行し，互いのエロティックな妄想を掻き立てることで性的な高みに達していくのである。

現代のサイバーセックス依存症者たち

　サイバーセックスは肉体的・社会的な制約によって現実世界では不可能な性行為を妄想によって実現するため，非日常的な高揚感を味わうことができる。一方で，性病の感染や妊娠といったリスクを冒すことなく性的欲求を満足させることができるため，若年層がセックスに伴う心の動きを擬似的に体験するためには適した方法である。さらにHIVのような治療が困難な感染症患者は相手を感染の危険に晒すことなく性的充足感を得ることができる。

　また，サイバーセックスは使い方によっては物理的に離れた位置にいるパートナーとの破局を防ぐための手段ともなりうる。なぜなら顔を合わせる機会の少ないカップルはお互いの性的な関係を意識し続けることが重要であるが，サイバーセックスはそのような意識を喚起することが可能だからである。ただ，肉体的な接触を伴わずに夫や妻以外の人間と性的行為を楽しむことができるので，現実の結婚生活では性的フラストレーションが溜まる。特にインターネットを介した仮想的不倫が行われた場合，インターネット上での不倫が原因で離婚したケースも，私は何件か知っている。

　榎本クリニックの性依存症治療には性犯罪の前科者は来院するが犯罪化しにくいサイバーセックス依存症を主訴とする患者はほとんど受診しない。逆にこの種の問題は親やパートナーからの相談は多い。例えば，夫や彼氏がサイバーセックス依存症でセックスレスであるというものや，息子がカメラを使ってオナニーシーンを自撮りし動画配信しているなどその問題は多岐にわたる。また，現代の性犯罪にインターネットが何らかの形で関与しているケースは多く，動画サイトを模倣して事件に至るケースも増加傾向にある。

　ここでは，そんなサイバーセックス依存症に陥ったさまざまな男女を紹介しながら「サイバーセックス依存症のリアル」について迫っていきたい。

サイバーセックス依存症のリアル

1) スカイプでさらに盛り上がるサイバーセックス

　スカイプ（Skype）とは，無料で楽しめるコミュニケーションソフトである。Skype同士なら，世界中どこへでも無料で通話チャットができ，Webカメラをパソコンに接続すればビデオ通話もできる。最近ではスマートフォンのアプリでもリリースされているので携帯電話でも楽しめることができる。無料通話といえば日本ではスマートフォンの普及とともにLINEが有名だが，世界的なシェアやデバイスがパソコンの場合だと「無料通話といったらスカイプ」というほど有名である。

　日本国内ではインターネットの常時接続が当たり前になってきた頃から普及してきた。インターネット代金が定額なのでそれ以上のお金を払うことなく通話が無料ででき，特に高い国際電話料金を払わずに外国の人と通話ができるため一部の人には根強い人気があった。

　その，スカイプでサイバー（バーチャル）セックスを楽しむというのが一部のユーザーの間で流行している。これは見知らぬ男女がセックスを楽しむことができるという点で，とても人気のコミュニケーションツールとなっている。しかし，サイバーセックスと言ってもまずは好みの相手を見つけなければいけないという問題がある。また，実際のセックスと違ってバーチャルでは相手に触れることがない。だからこそ，好みの相手を選ぶことは重要になってくる。

　相手が好みの子であれば，こちらも一段と盛り上がることができる。容姿がタイプなら一番良いが，中には期待外れの場合もある。そういった時は『顔だし』しないことをお互いに了承し，サイバーセックスを楽しむという方法があるようだ。スカイプでは動画で相手を楽しむことができるので，ライブチャットのような楽しみ方をしている人もいる。また，通話だけでおこなうこともできるので，音声だけを希望している人はそちらを好んで利用する人もいる。

　動画でも音声でも，自分好みの相手を選ぶためには，さまざまな掲示板を探

してみることが一番手っ取り早いといえる。最近では，サイト内でどういった相手か検索できるような掲示板もあるし，サイト自体に好みの相手が多いといった場合もある。そのサイト名を見て，どんな人が集まっているのかを想像するという楽しみ方もある。実際は，大手のサイトで相手を探すのがとても効率的であるが大手サイトは会員数が多いため初心者は選びやすい。選び方としては，とにかく自分のタイプの相手を検索する。これらのことを頭に入れて，より良い好みの相手を見つけることができると，どんどん「サイバーセックス」にはまり，生活が破たんしてしまうまで利用するヘビーユーザーもいる。ここまでいくと完全に「サイバーセックス依存症」である。

2）サイバーセックスのメリット

サイバーセックスにはまるポイントは一言で言うと，バーチャルセックスをすることにある。ライブチャットのようなことを無料でできる。そしてスカイプを利用すると，お互い裸になって相手に見せることができる。普通にセックスしているような気分になれるので，最近の平成生まれ世代では遠距離恋愛時にも使われることが多いという。他にも遊び感覚で，軽いセックスを楽しむことができる。実際に会ってセックスをするわけではないので，触れあうことはできないが，とてもリアリティのあるバーチャルなセックスをすることができる。また，普通ではセックスすることのできないような相手と疑似セックスできるのでマスターベーションをするよりも満足感は高く失敗に終わることも少ない。男性側の視点でみると，女性ユーザーもマスターベーションを介しての疑似セックスなので，抵抗なく卑猥なことをしてくれる。だからこそ睡眠時間を削ってでも耽溺していき生活習慣が乱れてくる。他方では，簡単に疑似セックスができるため「世の女性は簡単にセックスさせてくれるし，実はそれを望んでいる」などという本人に都合のいい認知の歪みを形成していく。そこから性犯罪に発展していった事例にも何度か出会っている。

3）サイバーセックス依存症者の体験談

　世界中にサイバーセックスを楽しんでいる男女は大勢いる。しかし一方でそれにはまってしまい本人の意思の力ではコントロールできない状態となり，本来優先しないといけないことも気づかず人間関係や社会生活が破たんするケースがある。そんなサイバーセックス依存症の，体験談を紹介したいと思う。

・Ａさん（40代／男性），会社員
　私は，パソコンで毎日疑似セックスを楽しんでいます。普通の妻とのセックスはもう飽きてしまって，刺激を求めることが多くなりました。妻とはもうずいぶんセックスレス状態で，次にオンラインにアクセスしたら離婚するといわれています。
　私は過去にも，サイバーセックスが原因で離婚しています。一回目の結婚でも，二回目の結婚でも，妻には愛情は持っているんですが，若い頃からさまざまな女性とセックスを経験していた私としては，いろいろなプレイに興味を持つようになってしまいました。最初は風俗通いで解消していましたが，金銭的に追い詰められてきて無料のサイバーセックスを利用するようになりました。
　今流行っているスカイプでのコミュニケーションで，若い女の子とサイバーセックスを楽しんでいます。若い子はおじさんに対して抵抗を持っているのだろうと思われがちですが，決してそんなことはなくむしろ年上が好きだという女性も多いです。毎日違う女性をとっかえひっかえ誘い，お互い気持良いことをしています。先日，日本の校長先生がフィリピンですごい数の女性を買春していた事件がありました。私もフィリピンの事件の校長先生ほどではないにしてもセックス経験が豊富なので，相手も「気持ちいい」と言ってくれます。やっぱり妻以外にも，こういったつながりを大切にしていきたいです。そして最近では，スカイプで知り合った近場の女性と会って実際にセックスしました。今はこのパターンにはまってしまいどうしてもやめられません。スカイプだと仲良くなって会うことができるので，下手な出会い系サイトよりも効率的に楽しむことができます。

ただ，睡眠時間が極端に少なくなり仕事に影響が出てきます。昨日も会社に遅刻してしまいました。また，先月は，食欲不振による体調不良で入院しました。サイバーセックスをしているときは，食欲もどこかにいってしまいます。これはもう病気なのかもしれません。以前，インターネットで「サイバーセックス依存症」という言葉を見ましたが怖くなりそのサイトにはアクセスできませんでした。現在では，数少ない友人からも治療を進められています。友人も以前はたくさんいたのですが，この問題にハマるようになりどんどん孤立化しているように思います。
　たぶんこのままだと妻とは離婚するでしょう。でも，私はこの生活がやめられません。榎本クリニックの治療を受けた方がいいのでしょうか。

最後に

　サイバーセックスは，インターネットの匿名性と，リスクが少ないという特徴からくる魅力はデジタル技術が進歩するのに伴って，数年前には聞いたこともなかったような，有害で新しい種類の性依存症を生み出した。すでに性依存症の問題を抱える人は，インターネットを利用することで症状をさらに悪化させるおそれがある。ただし，インターネット上にあるポルノや会員制のオンラインサービスを利用する人が全て，サイバーセックス依存症ではない。また，インターネットを利用していない人が，サイバーセックス依存症にならないとも断定できない。
　例えば，ビデオが普及し始めたときや，テレビ・ゲームを楽しむ人が増えたときも，それまでになかった新しい性依存症患者の受診が急増している。つまり，SNSなどの新しい出会いのメディアが増えるたびに，それまでになかったサイバーセックス依存症の急増があり，インターネットが世界の巨大な出会いのきっかけを作り出すようになったといえる。
　今後，榎本クリニックでも，このような「性依存症のトレンド」に着目しな

がらさまざまな変化に対して柔軟に対応できる治療活動を展開していく必要があると考えている。

盗撮のリアル

斉藤　章佳（御徒町榎本クリニック）

はじめに

　「盗撮とは，相手に気づかれずに好みのタイプの女性の日記を盗み見するような行為である」と，ある常習の窃視症者（盗撮行為を含む全般的な覗き行為を繰り返す者を窃視症者と呼ぶことにする）は語っていた。その心理は，盗撮行為でしか得られない相手を支配する優越感を得られるという。覗き行為自体は被害者に気づかれなければ，誰にもわからないまま見逃されてしまう。そのあたりは，他の接触型の性犯罪（痴漢，強姦など）とは全く違うが，もちろん被害者が気づかなかったから許されるということにはならない。

　現在のネット社会では，盗撮された被害者の画像は拡散されその被害は拡大する可能性は十分にある。また，非接触型の性犯罪者に多いが彼らの多くは驚くほど女性経験なしというものが多い。風俗には行ったことはあるが，いわゆる素人の女性と性交渉したことがないしどのようにコミュニケーションをとっていいかわからないと語る。盗撮行為は，そんな彼らのコミュニケーション能力の欠如からくる女性と接触したいができないという欲求を代理行為として満たしてくれる。

筆者が出会ってきた窃視症者

　一般的に窃視症は日本人に多く，露出症は欧米人に多いといわれている。
　われわれが臨床の現場で出会う患者の，常習的な「盗撮」行動の発症は通常平均13～15歳であり，そのまま慢性化する傾向が強い。ある窃視症の患者は榎本クリニックで行っている治療グループで，「現在，盗撮行為をやめているがまるで絶食しているようでつらい」と言っていた。また，別の患者は「盗撮はやめたが，生きがいを失ったようで苦しい」と言っていた。盗撮をしていないとイライラして落ち着かない。会社の帰りにどこで盗撮しようか考えて仕事が手につかない。盗撮ができなかった日はよく眠れない。これは，アルコール依存症や薬物依存症の患者が酒や薬をやめたあとの心理状態によく似ている。いわゆる離脱症状と言われるこの状態は，常習の窃視症者でも形を変えて表れる。
　彼らは，周到に盗撮のための準備をする。そして，彼ら特有の認知の歪みが存在する。例えば，グループセッションで彼らに自らの認知の歪みについて記述してもらうといくつかの共通点がある。
　①のぞいても被害はないし，相手は傷ついていない
　②のぞかれる人が悪いし，そのような建物の構造が悪い
　③女性はのぞかれたいと本気で思っている
　④ミニスカートをはく女性は性的にみだらな人が多い
　この全くなんの根拠もない思考は，彼らが問題行動を継続するための都合のいい価値観としての認知の枠組みである。そのような，現代型の性犯罪である「盗撮のリアル」についてここでは二事例を紹介しながら迫っていきたい。

窃視症者のリアル①

・症例A（20代）／盗撮行為
成育歴と犯罪歴
　関東近県にて成育する。父はサラリーマン，母は専業主婦というごく平凡な家庭で育つ。
　小中高と成績はよかった。運動部に所属し，友人関係も比較的良好だった。大学進学も第一志望に合格し，アルバイトをしながら充実した毎日を送っていた。高校の修学旅行の時，たまたま男湯から女湯に通り抜けることができる立ち入り禁止通路を発見し，そこで女湯を覗いてしまった。目の前には，クラスで一緒に勉強している女子生徒が裸で入浴している姿を至近距離で見ることができ，衝撃を受けた。翌日も，同様に女湯を覗いてしまいそこで我慢できずマスターベーションを3回連続で行った。この時の，光景は今でも忘れられない。しかし，三日目の日に旅館のスタッフに見つかってしまい警察通報される。この時は，始末書の処分で済んでいる。
　大卒後アパレル関係の仕事に就いたが，理想と現実のギャップに対応できずIT関係の仕事に転職する。この頃から，仕事をする上での人間関係の悩みが増大し高校時代の覗きの光景を空想しながら，職場のトイレなどでマスターベーションをするようになった。ある日，仕事の帰りのエスカレーターでたまたま上を見上げるとミニスカートの女性の下着が見えスイッチが入ってしまう。そのことをきっかけに，エスカレーターや公園，公共施設などでスマートフォンを使用した盗撮行為を頻回に行うようになった。
　そして，とうとう今回の事件に至る。ちなみにAは女性との交際歴はない。
　次に，Aの日記の一部から更なる「盗撮のリアル」を読者には読み取ってもらいたい。

Aの日記

運命の判決の日。

心臓がどきどきしていた。執行猶予判決が出てほしいと願ったが，懲役1年3か月の実刑判決だった。なんで盗撮しただけで刑務所いきになるのだろう。この国を恨んだと同時に頭が真っ白になり，親にはただただ申し訳ないことをしたと思った。その後，検察庁へ移動してから拘置所に移った。移動の間は，ただただぼんやりと護送車から外を眺めていた。拘置所に到着し，荷物は全て取り上げられ身体検査をした。下半身も全部見せチェックされるのは屈辱的だが，被害者もこんな気分になったのかもしれないと思うと少し楽になった。

そもそも私が盗撮にはまったのは，社会人になってからでやはりスマートフォンを持ってからだと思う。巷でもよく知られている「無音カメラアプリ」を使用し，電車内で目の間に座って寝ている女性のスカートの間から見え隠れしている下着を盗撮した。この時，周囲に気づかれないようにコートにスマホを隠して盗撮したのを今でも覚えている。この時ポイントは，「相手は気づいていない」というところが重要だと思う。強姦犯が，「相手を怪我させずに強姦する」という心理に似ている。ここに共通する心理は「相手を傷つけてないから大丈夫だ」という思考だ。

その後，このような盗撮行為が常習化するのに時間はかからなかった。そして，その画像を自宅のパソコンに大量に保存しそれを閲覧するたびに，被害者との目に見えないつながりを確認する。その時の情景やスリル感を思い出し，性的ファンタジーを膨らませながらマスターベーションに浸る。これが何とも言えない快感だが，マスターベーションを繰り返していると慣れてくる。そして更なる快感を求めて，次の盗撮へ出かける。リスクが高ければ高いほど，盗撮行為が成功した時の興奮や，その後に行うマスターベーションへの期待は高まる。そして，マスターベーションでオーガズムをむかえ一瞬虚しさが襲ってくるが，それもつかの間次の盗撮の計画を立てている。残念ながらもう止まらない。次第に盗撮行為自体が過激になり，大胆になりコントロールを失った状態で逮捕に至る。

「なぜ、盗撮をするのか？」

これは、いままで逮捕されるたびに警察や家族、被害者などから聞かれる質問だが正直私も分からない。確かに、高校時代の女風呂の覗きは強烈にインパクトが残っている。しかし、一方で私は女性との交際歴がなく、あの覗き行為がバレて以降ずっと自分に自信がなく劣等感を抱えて生きてきた。私は女性と付き合う資格はないのではないかという信念は、一方で、女性と接触したい、セックスしたいという欲求を亢進させる。さらに、反社会的行為をしているという罪悪感が相まって性的興奮が高まる。

被害者には申し訳ないが、盗撮は私の生きがいなのである。

窃視症者のリアル②

・症例B（20代）／覗き・強姦

成育歴

B県にて、同胞2子の次男として成育する。両親は不仲で、B氏が幼い頃離婚する。兄は母親が、Bは暴力団組員だった父親が引き取り父子家庭で育てられる。父はいつも家に帰ってくると酔っ払いBを殴っていた。Bも母親のもとに逃げてくることはあったが、母親が受け入れを拒否していたため、いつも警察に保護され父親のもとにかえっていた。

小学校低学年から万引きを開始しその後常習化している。中学生の頃、車上荒らしで補導され児童自立支援施設送致となる。その後、両親宅にもどるが殆ど家に居つかなかった。高校は定時制に入るが3か月で中退し、この頃イライラすると飲酒後他人の自宅の敷地内に深夜に侵入し風呂場の覗き見しては、マスターベーションをするという行為を始める。

20代になり、職を転々としながらも同様の性的逸脱行動を繰り返していた。職場では、対人関係がうまくいかず上司や雇用主と口論になっては退職を繰り返していた。また、そのたびに飲酒してはのぞき行為を行っていた。

今回の事件は、覗き行為から住居侵入、強姦に至っている。

事件の概要
　10代後半ごろから、深夜に飲酒して徘徊しながら事前に下調べしたエリアで覗き行為を繰り返していた。事件当日はかなり飲酒していて、自宅に帰る途中用を足すためコンビニに向かったところ覗けそうなアパートを見つけ、覗いてみると30代ぐらいの上半身裸の女性がいたので、そのまま覗きを続けていた。そのまま、下半身も脱ぎ始め女性はベッドに横になり自慰をし始めたので興奮して私もマスターベーションをしてしまった。その後も、興奮が抑えられず、いつもは強姦まで考えないが、その女性が寝静まった頃を見計らって施錠されていない窓から侵入し気づかれないようにセックスしようとした。
　キスしたり、胸を触っても相手は気づいていなかったのでその女性に覆いかぶさった。さすがに相手も起きたが怯えているようでそのまま脅して強姦した。女性は一切無抵抗だったので、すんなりと射精して無言のまま部屋を出て行ったが、警察に通報しているのではないかと心配になり何度もその女性宅に戻って口封じをしようかと考えたが、とりあえず深夜に自宅へ戻った。
　この日から覗き行為は相変わらず行っていたが、強姦しようと思うことはなかった。あの日は、深酒してしまい自分もどうかしていた。「強姦だけは人としてまずい」と思っていた為、対象行為後は深く後悔した。中学校から、非行を繰り返していたため犯罪行為に対する意識が軽かったことは否めない。しかし、一方で覗きに関しては何度もやめようと思っていたのだがやめられなかった。強姦した時も、これで覗きは最後にしようと決意したが、翌日また別の場所で覗きをしてしまった。こうやって逮捕されないと私の覗きは止まらなかった。

Bからの家族にあてた手紙

　私は現在，収監された刑務所で自分の犯した罪を振り返りこれまでの生活で何が良くなかったのか，そして出所後どうしていくべきなのかについて考えています。自分が再犯してしまった原因を追究していくと，ストレスにうまく対処できていなかったことや，インターネットで覗きのサイトに頻繁にアクセスしていたことなどいろいろ考えられますが，やはり家族とのコミュニケーションが不足していたことが一番大きかったように思います。振り返ると，中学の頃から家族の会話がなくなりお父さんとお母さんは離婚し，自分も家族の前で笑わなくなりました。そしてそのストレスを非行というかたちで社会に怒りをぶつけていたと思います。その原家族の体験が，今回の事件にもつながっているかもしれません。

　お父さんは自分の子どもがなぜ性犯罪をしてしまったのか，育て方が悪かったのかや，酔っ払って虐待したのが原因なのかなど思い悩んでいるかもしれません。しかし，そんなことはありません。むしろ恩をあだで返すようなことをしてしまって本当に申し訳なく思っています。

　自分のこころが歪んだ方向に変化していった時期を考えてみると，児童自立支援施設で体験したあのいじめが根っこに体験としてあります。そこでは，洗礼と称して上級生が新入生に口淫させたり，肛門性交を無理やりやらされます。私も比較的目立っていたため上級生に目を付けられその洗礼の被害にあい，それから自分の中で大切にしていた何かが崩れていった感覚に襲われました。その後も，定時制高校に入学っしましたが何のために生きているのかがわからずリストカットしたりもしました。他人の視線や評価に過剰に敏感になり，周囲ともめることも多く仕事を始めてもなかなか続きません。また，日常生活でも女性との接点が少なかったこともあり，盗撮物のアダルト画像を過度に収集するようになり，やがて覗き行為に興味をもち実際に行動することで現実から逃避していたんだと思います。実は今でも，児童自立支援施設での洗礼の被害については夢でよく見ます。覗き行為や盗撮をしている間は，この過去の嫌な記憶を一瞬でも忘れられるから繰り返しやっていたのかもしれません。

私は，昔から人に意見したりするのが苦手で素面では喧嘩しなかったですが，飲酒すると急に気が大きくなり本音が言えるようになります。傷害事件で逮捕された時も，飲酒しており，覗き行為をするときも殆どが飲酒しているときでだったと記憶しています。そういう意味では，治療を受けるとしたらアルコール依存症のほうかもしれません。お父さんも，昔よく酔っ払って私を殴りました。そんな父を私は拒絶しながらも，愛していました。両親が離婚してから，私が身内と呼べる人は父だけだったのです。父は拘置所にいるときも，裁判でも証人として出廷してくれました。父には本当に申し訳ないことをしたと思っています。

　最後に，被害者の女性に謝りたい。本当に申し訳ないことをしました。被害者の女性は，あれから体調を崩し入院したと聞いています。取り返しがつかないことをしてしまいました。本当は強姦なんかするつもりはなかったんです。あの時，たまたま部屋で自慰している姿がみえてスイッチが入り自分の行動がとめられませんでした。私が覗いているのに気づいていて，それなのに自慰を続けていたから私とセックスを望んでいると勝手に決め込んでいました。この傷は一生消えないと思いますが，反省と謝罪の気持ちを忘れず自分の一生をかけて再発防止に取り組んでいきたいと思います。私は必ず更生してまた家族みんなで一緒に暮らすのが夢です。この与えられた刑期を精一杯過ごしたいと思います。

　ではまた手紙を書きます。Bより。

男性性被害者のリアル

　Bは性暴力の加害者でもあり被害者でもある。Bにとって児童自立支援施設での生活はまさに生き地獄だった。上級生から下級生の洗礼は伝統的に続いていた。つまり「おれも先輩にされたから後輩にも同じことをする」という性暴力の連鎖である。性的に踏みにじられた屈辱はBの記憶にはっきりと刻まれている。その洗礼は一回きりで終わるものではなく，Bに1年下の後輩ができるまで日常的にあった。

ある日，いつもやられる先輩から施設に隣接している体育館の裏に呼び出され，レイプされた。最初は他の暴力的ないじめと同じように無感覚に受け止めていた。しかし，何度も繰り返されているうちに自分自身が壊れていき，とにかく1年の辛抱だからと耐えていた。何人かの先輩の前で自慰行為を強要されたこともあったが，みんな経験している洗礼だから仕方ないと自分の感覚を麻痺させた。誰も助けてくれず孤独だった。父親にも相談できなかった。

　Bさんに限らず，男性の性被害者の件数は年々増加している。しかしそれは氷山の一角に過ぎない。男性の性被害者は「どうせ信じてもらえないだろう」という思いからだれにも相談できずその性被害体験を隠す傾向がある。社会には性犯罪の被害者は女性で加害者は男性という固定観念がある。従って男性の性被害者は自らの被害を受け入れ難く，孤立化しやすい。そして相談先や支援機関がないため，その性被害からの回復にも時間を要する。特に男性の性被害者は後遺症としてさまざまなトラウマ様症状が表面化するが，怒りが外に向けられるケースも多く「被害者から加害者への道」という最悪のパターンに陥ることもある。

　日本の法律では，強姦罪は女性の被害のみに適応される。男性の強姦被害は，強姦罪の適用対象とは想定されておらず，強制わいせつ事件として扱われる。このように法的側面もみても，男性性被害者の存在は想定されていないといっても過言ではない。欧米では男性の強姦被害者も強姦罪の定義に含めている欧米と同様，日本も強姦罪の適応対象とするような対策も必要である。このようなBのケースは，加害者でありながら性被害のサバイバーとして非常に困難な専門治療を要するケースであるといえる。

最後に

　二事例を紹介したが，自分が安全な立場にあって若い女性の裸を覗き見ることができるならやってみたいと思う男性は少なくないし，そういう風に空想し

たからと言って特に異常とは思わない。ストリップやのぞき部屋のような性風俗店は日本のみならず多くの国に存在している。覗き行為自体は被害者に知られることなく済ますことができればだれにもわからないまま見逃されてしまう。行動化さえしなければいい。
　だから，厄介なのである。
　盗撮行為に限らず，多くの常習的な性犯罪者は逮捕されることで行動変容のきっかけを得る。つまり逮捕されないと自らの問題性に気づけない。盗撮行為は，他の性犯罪に比べ検挙されにくい。また，示談や罰金でその場を逃れられケースも多々ある。仮に，常習的に繰り返していて実刑になったとしても，刑務所で性犯罪者再犯防止プログラムは受けられない。そして，出所してからも自らの問題性には気づかずにまた繰り返すという悪循環に陥る。そういう意味で，日本はまさに「盗撮大国」と言えるだろう。

下着窃盗の男たち

榎本　稔（榎本クリニック）

　Eは，もっぱら女性の下着を盗む20代後半の男性である。

　Eは東京都で生まれ育ち，3人兄弟の長男である。勉強はあまり好きではないので，大学2年で中退した。某会社の営業マンとして働いている。

　彼は幼稚園の頃，両親のセックスの場面を見てしまった。小学校6年生の頃には，コタツの中に女性の下着が干してあるのを見て，痛いくらいに男性器が勃起してしまったのを覚えている。中学3年生の時，友達と集団万引きをして補導されたことがある。思春期の高校生の頃は，バレーボールの部活で，女子高生の短パン姿やお尻のパンティラインや下着に惹きつけられて，眼がじっとそちらのほうに向いてしまうことが多かった。気付いた彼女たちから「いやーねぇ」と避けられることがあった。通学の途中に団地のベランダに干してある洗濯物の女性の下着に眼が吸い寄せられることが多くなってきた。ある時，団地の3階によじ登って，女性の下着を盗んでしまった。その時の快感がとても心地良かった。女性の下着はすぐ捨てた。その後は，度々，女性の下着窃盗を繰り返した。

　大学には入学したが，あまり勉強には身が入らないので，2年で中退した。そして，小さな会社に入り，営業マンとして働くことになった。しばらくは熱心に働いて，仕事の成績もよく，社長からも期待を掛けられていた。何人かの会社の女性と付き合っていたが，とても結婚する気にはなれず，だらだらと交際していた。その女性たちのミニスカート姿や短パン姿には惹きつけられていた。そのうち，F子とは深く付き合うようになり，毎週，セックスをしてい

た。しかしながら，相変わらず，ときどき，女性の下着を盗んでいた。通勤途上，アパートや団地のベランダの洗濯物を見ると，その中で特に女性の下着には，すーっと眼が吸いつけられていってしまうのだった。女性の下着を見つけた時は，何か宝物を発見したように足が震え，背中に汗をかく。誰もいなければ，そのときにスイッチが入って，別人格（軽い解離性人格）になって，手と身体が自然に動いて，女性の下着を盗ってしまう。そのスリルと快感と達成感は，まさに天にも昇る陶酔境のような心地である（勃起するときもあるが，しないときもある）。それは，彼女とセックスする感覚とは全く別の感覚である。何かの都合で1～2週間，彼女とセックスをしないときがあると，街の中を歩きながら，つい，洗濯物の女性の下着のほうに眼が向いてしまう。でも，風俗に関しては不潔だ思う。もちろん行ったこともない。

　Eは営業マンなので，都内のあちこちの町を歩き回っている。

　彼は，いつも歩いているコースに団地やアパート，家々を見ながら，家人がいない時間帯を見つけていた。

　彼は，女性の下着を盗むために家人の留守の時間帯を狙って部屋に侵入し，女性の下着だけを盗んでいった。ある時，家の垣根を乗り越えて，家の中に侵入し，女性の下着を探している時に家人が戻ってきて，110番通報され，現行犯逮捕された。下着窃盗を度々繰り返しているが，逮捕されたのは初めてであり，初犯ということから罰金刑で釈放された。しばらくの間は，自重して下着窃盗はしなかったが，彼の心の中に潜んでいる下着窃盗の気持ちやファンタジー，あのときの陶酔感は消えることがなかった。Eには，罪の意識はないため，贖罪の意識はない。自分でもこの気持ちをどうしようもなく，自分では抑えることはできない。家族や彼女も心配して，彼に一緒について彼を一人で歩かせないようにしていたが，いつまでも続けられるものではなかった。しばらくたってから，また，下着窃盗の犯行は始まった。3回目の逮捕の後の裁判中に弁護士の勧めで，クリニックに家族と彼女ともども相談に行った。

Mは30代の銀行マンで，女性の下着窃盗で逮捕され，懲戒免職となった。

　Mは，小学生の頃から女の子のスカートめくりをしてパンティを見るのが好きだった。パンティを見ると，えらく興奮して，とてもいい気持ちがした。Mは一人っ子で内気で，男友達の仲間に入って一緒に遊ぶことは少なかった。人と話すのが苦手で，女の子には関心があるのに話せなかった。中学・高校時代は，インターネットに熱中し，ゲームにはまり込んでいた。

　大学時代の部活は，テニス部に入った。なぜかというと，女子学生がテニスの練習や試合をするときにはスコート（ミニスカート状のテニスウェア）をはいてパンティが見えるからである。Mは，テニスの部活には熱中した。毎週のように練習に通った。ある日，誰もいない女子更衣室から下着を盗んだ。見つかりはしないかと，ハラハラ，ドキドキして，心臓はバクバクした。そのスリルと高揚感と達成感は，天にも昇るような気持ちだった。そのうち，ブルセラショップ（女性が一度身に着けた下着を売っている店）で女性の下着を買ってきて，その下着を身に着けてマスターベーションをした。その快感は，いつものマスターベーションより何倍もの高感度の快感だった。

　Mは，真面目で実直なタイプなことに加え，ルックスも良かった。

　大卒後，某銀行に入った。新人研修も一生懸命に励んで，数カ月後，某支店に配属された。女性行員と話すのは非常に苦手であったが，仕事や業務上の会話はぎこちないながらも何とか支障なく話すことはできた。次第に慣れてきて，表面上は実直で堅い銀行員として勤務していた。内面的には女性に興味を持ち，憧れて近づきたいと思ってはいた。好みの女性行員がいたが，業務上以外の話はできなかった。本当は食事に誘いたかったが，心に壁ができて，ついに口に出すことはできなかった。

　Mは，風俗へ行くことを忌み嫌っていた。あんな不潔な所は汚らわしいと思っていた。まだ，彼は童貞である。しかし，度々，ブルセラショップに行っては，女性の下着を買ってきて，その下着でマスターベーションをしていた。生身の女性を抱いて，セックスしようとは思わなかったし，第一，生きている女性が怖かった。

そのうちに，お得意先廻りの外交に出ることが多くなった。はじめは，外廻りに熱心だったが，次第に，洗濯物で干してある女性の下着に眼が惹きつけられて，盗むようになった。その時のスリルと快感は，マスターベーションのときの快感以上のものであった。下着窃盗は，通勤途上や外交先の家や団地ばかりでなく，次第に範囲を広げていった。冬の季節は，早く暗くなるからいい。夏はいつまでも明るいので，洗濯物の女性の下着がいつまでも眼につくので困る。女性の下着窃盗の噂は，次第に広まっていった。Mは，以前から眼をつけていた留守のはずの家の庭先に干してあった洗濯物の女性の下着を盗もうとしたところに家人が戻ってきて捕まってしまい，警察に逮捕された。
　Mは懲戒免職となり，家族と相談に来た。

　Kは40代の男性で，20歳頃からの20年間で1,000回以上の女性の下着窃盗を繰り返し，3回刑務所に服役している。性依存症とともに軽度知的障害者である。
　Mの兄は両親から可愛がられたが，Mは両親から疎んじられていた。Mは内気で引っ込み思案，自信がなく，人見知りが強く，人付き合いは苦手だった。小学生時代は，友達から言われるままにノーとは言えず，ロボットのように言われるままに動いていた。中学時代も同様にロボットのように動いていた。部活もサッカー部に言われるまま入った。先輩の勧めでタバコを吸い，シンナーを乱用していた。高校進学は学力がないので無理と言われ，職業訓練校に行ったが，シンナー乱用のため3カ月で退学した。その後，アルバイトを転々と変わっていた。20歳頃から興味本位で女性の下着を盗み始めた。そのスリルと興奮と高揚感が良かった。そのうち，下着窃盗が常習となり，頭の中はそのことばかりでいっぱいになり，毎日のように下着窃盗を繰り返していた。
　30歳頃から，ある女性と同棲をするようになった（2年間）。同棲時代はセックスをしていたので，下着窃盗はしなかった。ところが，Mはパチンコにのめりこみ，同棲は2年で終わった。その直後からMの下着窃盗は再開した。パチンコは金がなければ止められるが，下着窃盗は自分では止められない。毎

日のように下着窃盗を繰り返し，3回，刑務所に1〜2年ずつ服役した。出所後，保護観察官と保護司に付き添われてクリニックに受診した。保護観察2年の期間は，再犯予防のため，デイナイトケア治療に通うことを強く指導された。Mは嫌がったが，渋々通所することになった。しかし，下着窃盗の衝動的欲求が強く，薬物療法を併行して実施した。とにかく毎日通ってきて再犯はしなかった。Mに罪の意識はなく，不平不満をたらたらと言い続けた。集団精神療法（ミーティング）や認知行動療法に出席しても，その治療的意義はほとんどわからなかった。それでも，2年近く通ってきていたが，保護観察期間が切れる頃から，通所を嫌がり始めた。飛び飛びに来るようになり，また，下着窃盗をして逮捕され，4度目の服役となった。

　Mの心の中から，下着窃盗の歪んだ欲求は，一生涯消えることはないのである。

座 談 会

専門家による「性依存症のリアル」

平成 27 年 4 月 21 日

- 榎本稔…精神科医
- 司会：斉藤章佳…精神保健福祉士・社会福祉士
 　　　　　（担当：SAG ／ SFG 母親の会・妻の会・父親の会）
- 北條正順…精神保健福祉士（担当：SAG ／ SFG 父親の会）
- 菊田あやの…精神保健福祉士（担当：SFG 母親の会）
- 舟田香織…看護師（担当：SAG ／ SFG 妻の会・母親の会）
- 西牟禮京子…看護師（担当：SFG 母親の会）

斉藤（司会）：今日は「性依存症のリアル」というテーマで座談会を行いたいと思います。皆さんよろしくお願いします。
　2015 年 6 月末に『性依存症のリアル』という本を金剛出版から出す予定になっています。今日は，榎本クリニックの SAG（性犯罪再犯防止プログラム）と SFG（性犯罪加害者家族支援）に関わっているスタッフに集まっていただいて，それぞれ現場の体験をもとに「性依存症のリアル」について話をしていただければと思います。主には性犯罪加害者のリアルと，加害者家族のリアル，そして女性スタッフからは性犯罪被害者のリアルについても触れてもらいます。
　では最初にこの本の企画者である榎本理事長からお願いします。

榎本：2014 年 6 月に『性依存症の治療』という本を金剛出版から出版しましたが，内容がアカデミックすぎた面もあり，一般の方が読んでみても，なか

なか分かりづらいというフィードバックが多かったので，もう少し専門家も含めて一般の方々にも分かりやすく性依存症のことをお伝えしたいと思い企画をしました。今日はそのような立場から主に性依存症の治療に携わっているスタッフと一緒に座談会をしていきたいと思っています。

　性依存症というと何かすぐ下半身の話にばかりが連想され，「いやらしい話」となってしまいがちですが，ここではもう少し一般の方々に性依存症というものを分かっていただけるような話をしたいと思っています。

　話の導入としてつい最近，横浜市の校長先生がフィリピンに行って，12,000人を超える10〜70代の女性を買春したという記事が出て，私はそのニュースに驚愕しました。日本では立派な中学校の校長先生を演じていて，しかも何十年間にわたって校長先生を務めながら，片方ではフィリピンに行って多くの女性を買春していた。そして，その女性たちを全部写真に撮っていたのですが，その女性たちは彼のことを悪く思っているわけではなく，評判が良かったという事例で，私にとっては本当にびっくりするような現実を突きつけられたわけです。

　ただ性依存症というのは，確かにそういう側面を持っています。人間である以上，誰しも性欲はあるし，それから好意を抱いた女性には何とか自分の思いが伝わって欲しいと思います。多くの人は，愛する人と結婚してセックスをして子どもが生まれてというコースを辿りますが，しかし一方でそれとは裏腹に今言った横浜の校長先生のような事実もあるわけです。だから性についての心の不思議というか，心の奥深くにある欲望について，私は，性依存症の治療をここに受けに来ている人たちから教えられることが随分ありました。

　今回は具体的事例を本の中に書いていますが，そういう事例を通して我々が学んだこと，それから治療上非常に苦労していること，さらに今後「性犯罪の予防」をどのように展開したらいいかということについて話をしていきたいと思っています。

　2014年に出版した『性依存症の治療』の中に書きましたが，性というも

のは『ギリシャ神話』や『源氏物語』から始まり，かつては非常に自由奔放であったという物語が残っています。ところが現代社会では，国家としても，集団生活の秩序を守るためには法律をつくらなければいけないので，性的逸脱行動はだんだん厳しく取り締まられるようになってきました。そして，東京都でも迷惑防止条例ができました。ところが逆に，痴漢の相談が一気に増加したのです。法で禁止し罰則を与えることで性犯罪がなくなるかというと，実はそうではないというのが事実です。これは，100年前のアメリカの禁酒法時代を見ても明らかです。

　このあたりから，では一体我々はどうしたらいいかということを考えていきたいと思います。決して表面的なことではなくて，もっと人間の心の奥底にある不可解なリアルを座談会で話し合えればと思います。

斉藤（司会）：次は，治療の現場で携わっている北條PSWから，実際に性犯罪加害者のリアルについて話してもらいます。

北條：「加害者のリアル」についてですが，私は性犯罪の加害者の治療のグループに数年間携わっています。累計すると今まで，500～600人ぐらいの性依存症の患者様が来院されていて，治療を実際に受けるのはその中の約半数ですが，3年以上長く継続されている方もいます。

　「加害者のリアル」ですが，性犯罪者というのは実際に最初想像していた人たちとは全然違いました。加害者とは，明らかに罪を犯しそうな暴力的な人は少なく，どちらかというと高学歴で，普段はおとなしいタイプが多いという印象があります。もちろん刑務所の受刑態度も優等生が多いというのもうなずけます。

　ですから，普段治療グループで接していて女性スタッフは大丈夫なんだろうかという心配はあまりありません。このクリニックの中で再犯をするということはないです。ただ治療を中断し，ドロップアウトしてしばらくたつと逮捕されましたという連絡が来ることもあります。普段は大人しいですが，ひとりになり暇な時間ができたり，孤独になり治療から離れてしまうと，再犯してしまう人はいます。

斉藤（司会）：そういう意味では，薬物やアルコール，ギャンブルと非常に似ているということですね。確かに，ICD-10（国際疾病分類）のアルコール依存症の診断を見ても，例えば「強い渇望感」や「コントロール喪失」，「耐性の形成」，「その問題行動中心の生活」，「負の強化の抵抗（優先順位の逆転現象）」など，このあたりの項目は，反復する性犯罪にも当てはまるところはおおいにあります。

北條：確かに，非常によく似ています。最も近いのは同じ行為・プロセス依存のギャンブル依存症（病的賭博）かもしれません。

榎本：性依存症と我々はひとくくりにしているけれども，もっと広げてみれば行為・プロセス依存の概念で捉えた方が分かりやすいと思います。そういう意味では，アルコール依存症や薬物依存症，ギャンブル依存症，性依存症と依存症の大きな概念で考えていったほうが説明しやすいです。

　ただ，今ここでは「性依存症のリアル」について話をするんですが，その心のメカニズムというのは他のアルコール，薬物，ギャンブルの依存症の人たちと共通するものがあるように思います。たまたま性に耽溺してしまった人，それからアルコールに耽溺してしまった人というように何にハマるかは分かれますが，やはり依存症の根っこはつながっています。

斉藤（司会）：今までは「加害者のリアル」ほうが中心でしたが，実際に事件が起きた後，非常に影響を受けるのはその家族だと言われています。もし夫や息子が事件を起こした場合もちろん妻や母親（父親）が一番打撃を受けます。ですから，榎本クリニックでは父親の会と母親の会と，そして妻の会と三つに分けて運営をしています。最初は一緒のグループでやっていたのですけれども，理由があってそれぞれ分かれていったわけです。今回はSFGを担当している女性スタッフの方にも参加してもらっているので，それぞれ自分が担当しているグループのリアルを少し語っていただければと思います。

　難しいところがあって，同じ女性で，例えば母親だと性は同じですが，実際に事件を起こしているのは男性で，女性としての立場からの見方と，母親としての立場からの見方と，一方では妻としての立場からの見方と，たぶん，

いろいろな見方があると思うんですけど，そのあたりも含めてさまざまなお話を聞けたらと思います。では，初めに菊田PSWからお願いします。

菊田：よろしくお願いします。私は月に1回，斉藤と第4土曜日にSFG「母親の会」を担当させていただいており，参加させていただくようになって2年と少しぐらい経ちます。「母親の会」に常時参加されるのは少ない時で5人，多いと15人ぐらいになります。

　いろいろな話を伺いながら今ここに至るわけですが，そうした中で「加害者家族」という面で考えることがあります。加害者家族の機能について，一つ目は「犯罪の原因としての家族」，二つ目は「被害者としての家族」，三つ目が「犯罪抑止力としての家族」という三点があると思います。

　「原因としての家族」というところにバランスが偏ってしまうと，それを聞いた母親は育て方が原因なのかと深く考え込んでしまいます。「原因としての家族」というのはもちろんその可能性もありますがそれは一つの側面で，実は「被害者としての家族」でもあるわけで，私はそこを重く見ています。加害者家族を母親の会を担当しながらそういった面で考えています。例えば息子が罪を犯し，夜中，家の電話が鳴って，警察から痴漢で捕まった，強姦で捕まったとそんな連絡が入ります。当然，親は驚くわけですが，その電話一本がトラウマになって，何年たっても電話が鳴るのが怖いとおっしゃるお母さま方がいるのです。その気持ちもすごくリアルに分かります。自分が罪を犯したわけではないのにいきなり加害者のカテゴリに入ってしまう。そして息子の名前がネットに載ったりニュースになった場合，これはもう，強制的に人生が変わってくるわけです。

　性依存とは違いますけれども，例えば埼玉の連続幼女誘拐殺人事件の宮崎勤の父親が自殺したり，最近では秋葉原の加藤智大の弟が自殺しました。加藤の弟は「死ぬ理由に勝る生きる理由がない」と言っており，また「加害者家族は幸せになってはいけない」等と週刊誌の取材にこたえたその1週間後に自殺しています。もちろん事件の大きさや重大性は違うかもしれませんが，加害者家族のつらさは同じなのではないかと思うのです。そういった意

味では，私は「被害者としての家族」というところに重きを置いてSFG母親の会に参加しています。

　三番目の「犯罪抑止力としての家族」の予防というところをどのように捉えていったらいいのだろうと，そこはこれから答えを出していきたいと思っています。ただ，いわゆる子育ての時にあるような"手はかけないけど目はかけていく"という，家族の目があるというところは大切だと感じています。

　実はもう一つ，大きいテーマがあると考えているのですが，加害者家族の第四として「再生の場としての家族」です。これがあるのではないかと思えるのです。ただ，「再生の場」に家族がなるとしたらそれは何なのかというところが，私にはまだ答えが出ていません。もちろん，これまで言われてきたように母親が自立し，1人の人間として息子に翻弄されずに生きていくことも大切です。だけれどもお母さん方の話を聞いていると，日本独特なのかもしれませんが，どうしても"親にとって子どもは一生子ども，一生子どものことは背負って生きていく"という考え方が根強いです。その価値観のもと，お母さんだけが息子から自立して幸せになるとか，そのような考え方が根付きにくいように感じるのです。自立もしつつ，家族として再生の場にならないのだろうか。それが家族の希望にならないだろうか。今後の加害者家族にそういう希望が持てるのかというところが，私が今テーマとしているところです。

斉藤（司会）：先ほど性犯罪の予防という話が出ました。理事長も予防という話をされましたが，我々が取り組んでいるのはどちらかというと再発防止のほうです。予防となると，まだ事件化していない段階でどう介入するかという話になります。この問題の性質上，逮捕されることで行動変容が始まるという特徴があると思います。皆さん，逮捕されないとずっと続けていたという人がほとんどです。逮捕されて初めて社会的な損失があり，自分の性の問題に向き合って変えないといけないということを突きつけられます。ただ，「あなたはもし逮捕されてなかったら今でも続けていましたか」と質問すると，ほとんどの人が続けていましたといいます。従って性犯罪の予防という

のはどういう観点でやっていけばいいのか，非常に難しい問題ですね。

　この予防については，また後で議論することとして，理事長は加害者家族のことについてどのようにお考えですか。

榎本：まず家族の問題だけど，家族そのものが昔の大家族から核家族になり，そして今はバラバラ家族になってしまっているわけです。その中で家族意識自体が変容してきていると私は思うんです。

　私は昭和10年生まれだから昔ながらの家族というものを知っていますが，その時は家族全体が運命共同体の中で生きていこうという意識が強く，父親の権威はそれなりにあって，父親のひと言で収まっていたわけです。そういう中で子どもたちが自立できなかったかというと，そうではありません。最近になって非常に子どもの自立ということが言われるようになって，家族全体の運命共同体意識が崩れてきてしまったと私は思うんです。親は親として生きる，子どもは子どもとして生きていく。親子の関係，あるいは家族意識というものがさらに今はバラバラになってしまって自由に選択するようになりました。自己責任で，自由選択で，自分で生きていきなさい，となりつつあります。そこに家族意識の変容があると思います。

　私がイメージする家族というのは何となくかつての家族共同体，運命共同体の中で，家族の中でいろいろなことがつくられていくような感じです。ところが現実は，個人主義になって全てが自己責任で，自分で考えて自分でやっていけとなってしまったわけです。

　性については，私自身もそうだけれど親から教えられたことは1回もない。父親からも母親からも性について教えてもらったことはない。では，どこで覚えていったかというと，男性の場合は仲間同士でいろいろと猥談したり，そんな話題の中から覚えていったと思うんです。

　今は，家庭内暴力というのがありますが，僕の少年時代は子どもが親を殴るなんて絶対ありえなかった。でも，今は平気で親を殴ったりします。これはいったい何なのでしょうか。個人主義的になっていくにつれて，個人の自立性と言われながら，実際には日本人は個人の自我が非常に弱いと思います。

その自我が，昔は家族の中で何となく守られて，こういうことをしてはいけないということで通っていたのが，今は家族バラバラになってしまったから抑止力がなく自分で何をしてもいいという考え方になってしまっている。

　菊田 PSW が言ったように，家族がどこまで教育を担う共同体であったのか，どこまで家族が彼らを守ってあげられるかということが難しくなってきたと思います。かつての運命共同体の家族だったら家族が全責任を負って，その中で何とか直していこうとします。日本の母親はわりとそういう気持ちが強いと思う。しかし，実際には個人主義的になって，母親も自分の子どもをどうしていいか分からなくなってしまっている。そういうことで家族の意識が変わってくるに従って性犯罪も増えてくるし，家族も本人たちを守ることができなくなってきているのではないかと思うんです。

斉藤（司会）：では，次は舟田 NS お願いします。舟田 NS には SFG 妻の会を担当してもらっています。両親と妻は全く立場が違い，決定的な違いは血がつながってないということです。親とは縁が切れないですが，妻は離婚するという選択肢があるにも関わらず，再犯を繰り返す夫を支えていこうとする妻が少なからず存在します。妻の会を運営していて，加害者家族の「妻のリアル」というところで話を聞ければと思います。

舟田：妻のリアルとしては，まず事件がおきてその事に驚きと信じられない気持ち，自分はどのようにしたらいいか，人には言えないし知られたくないなどいろいろな思いで家族支援グループに参加する人が多いようです。参加者の人は，「夫はもともとすごく優しくていい人なんです。おとなしくてこんな事できるような人ではないんです。何かの間違いか魔が差したとしか思えない。とにかく信じられない」というのが本音です。でもこれはあながち間違いじゃないんですよね。初めは事件に対してどう対応していけばいいのか，今後どうやって生活してばいいのか，そのあたりがまず降りかかってきてパニックになります。そして……

斉藤（司会）：私は何でこの人を選んだのか。

舟田：そうです。パニック状態が少し落ち着き，この先の事を考えたとき何で

この人を選んだのか。自分は何でこの人と結婚したんだろうと考えるようです。もしこの人と結婚しなければ……。こんなに苦しまなくてすんだのに。この先どうしたらいいのか。生活はどうなるんだろう。子どもには知られたくない。この事件の事で子どもが虐めに遭わないか。子どもにはすごく優しくていい父親なのに。どうするべきかと考えてしまいます。

その反面，妻は被害者側にも立ってしまいます。だから最初事件が起きた時にまず言われるのが，絶対許せない，信じられない，もう本当に何ということをするんだ，という夫に対する怒りです。いい夫なんだけど，とにかくその事だけは許せない。だから家に帰って来て会話を今までは普通にしていたんだけど，どう話していいか分からない。しゃべるのもいやだし見るのもいや。ましてやセックスをするのはとんでもない。でも帰って来ないとすごく不安。何かもう矛盾だらけの状態で苦しんでいます。最初はそんなふうに心が揺れ動くようです。しかし，だんだん時間が経過すると，その気持ちも生活も落ち着いていきます。そうなると妻の会から足が遠のいていくようです。

初めの頃は多くて5，6人くらい参加者が来ていた時期もあるんですが，最近は参加者が非常に少ないんです。妻の会ができて2年経過しましたが，初めに来ていた人たちが参加されなくなっています。もちろん夫の再犯もないからというのが前提ですが，もともとは優しくて，そのこと以外ではすごく良い夫なんです。だから何か間違いだったんじゃないかと思いたい。SFGに初めて来た時は離婚も視野に入れている方が多いと思いますが経済的な事情や子どもの事を考え，このままこの人（夫）とやってみようかなというところに落ち着いていくのかと思います。事件前と同じような穏やかな生活が送れてくると自分の中のいろいろな気持ちが少し安定してきて，自分の仕事や子どもの用が優先になってSFGから足が遠のいてしまうのではないかという感じがあります。

榎本：不思議と離婚する人は少ない。普通だったら離婚するんじゃないかと思ってしまいますが。これは，一概に比較できないけどアルコール依存症の妻の

場合も意外と離婚しないんです。これはその時そばにいる妻が言っていたけど，愛情なんていうものではなく，ただこの人がかわいそうだから情で支えていかなければいけないと思うようになるんだということらしいです。性依存症の妻の場合は，それと同じような心理になるのでしょうか。

斉藤：性依存症の問題を抱えた夫婦は，アルコール依存症のような共依存やイネーブリングの絡み合った関係というのはあまりみないですね。

榎本：ない。それはそうだ。

斉藤：先ほど舟田NSが言ったように，背景に経済的な問題が結構大きいのではないかと思います。今現在SFG来ている方も，やっぱり離婚を考えたけれども，今別れてこの社会情勢の中で自分ひとりで生活できるかという不安は大きい。従って，離婚を踏みとどまっているという人が結構多いと思います。だから共依存の問題というよりは，そういう経済力の問題も大きいと思います。

榎本：もう一つは，母親の場合と妻の場合とでは同じ女性だけれども，やはり母親というのは自分のお腹を痛めて産んだ子どもだから，その心情的なつながりというのは強いだろうと思います。妻の場合は，確かに赤の他人同士が結婚したんだからそこらへんはもう少しクールな面があるんだろう。

　さらにもう一つ言えることは，どの家族も今までそんな性犯罪をしていたなんて全然知らなかったと言う。その事件があって初めて知った，と。ほとんどの家族がそういいます。アルコール依存症の場合は事前に飲んでいるから，依存症として崩れていく姿が分かる。性依存症，性犯罪の場合には全く分からないんですよね。そういう意味では，ギャンブルの借金問題も似ている。そしてある日突然，青天の霹靂のごとく分かってびっくりするというのは，これはみんな共通している。

　性依存症者の問題として，さっきのフィリピンの中学校の元校長先生の場合でも，やはり性の問題というのは常に心の奥底に秘めたものがあって，他人にはなかなか話せないですよね。例えば男同士でも，「いやあ，きのうはちょっと飲み過ぎてね，二日酔いで今日はちょっと調子悪いんだよ」とは言

えるけれども，性の問題で「いやあ，きのう実は，痴漢をしてね」というような話はできない。性についての意識の秘匿性というか，隠さなければいけないんだという意識があるから男性もそれは言わない。それである日突然，白日のもとにさらされる。

だけど加害者という人格を，特に性依存症の場合に感じるんですが，女性に対して非常に冷淡だと思う。女性を女性として感じないで何百回，何千回と痴漢するんだけどね。何か，愛する女性として考えるのではなくて，ただ性の対象として，性のはけ口としてしか女性を考えていないというところに彼らの人格の異常性があるように私は思うんだよね。

私は診断をつけるとすると，性嗜好障害や反社会性人格障害だというふうに言っているのだけれども，彼らは罪を犯しても全然罪の意識はない。女性に対して悪いなどとはこれぽっちも思っていないんだ。そういうことで家族がある日突然分かってびっくりしてしまうというのがあると思う。

斉藤（司会）：妻の会のキーワードは，なぜこの人と結婚したのかですよね。

舟田：その件で，この間妻の会で話した同じ内容を母親の会でも話してみました。最近，お母さんは安定してグループに参加しているけれど妻の会は参加者が少なくなってきていますと話したんです。するとお母さんたちが，自分たちの子どもだからこうやって参加しているけれど，夫が問題を起こしたということだったらここまで真剣に来ないですよと言っていました。確かにそうだなと思います。私も同じですけれど，やはり子どもに何かあると子どものことが一番になって，なかなか夫のことまでは考えられないと思うんです。

この間も皆さんに妻の会への参加を呼び掛ける電話をしましたが，子どもの習い事があったり，保護者の集まりやPTAの話とかそういう理由でなかなか行けなくてという話が返ってきました。一番は夫ではない，私もそうです。やはり一番は子どもだと思います。

榎本：日本の家族の構造を考えると，例えば日本は子どもが生まれるとだいたい川の字になって寝るというのが習慣だよね。ところがヨーロッパでは子どもが生まれれば別のベッド，あるいは別の部屋に寝かせて夫婦は常にベッ

を共にするように努力している。そこで欧米人の男女の関係のあり方と，日本における男女，あるいは夫婦でもいいけど，その関係の意識が全然違うように思うんです。今，言われたように日本の女性たちは子どもが生まれるとどうしても子どものほうに意識がいってしまう。それが当たり前のようになっているけれども，欧米ではそうではなくて，子どもは別人格だから別の部屋に寝かせる。夫婦は同じベッドに寝るということが当たり前になっていて，そういう努力を怠ってはいけないと思います。

　だから男女の関係におけるセックスの考え方ということが欧米と日本ではずいぶん違うように思うんです。欧米では痴漢だとか盗撮なんていうのはあまりないし，あっても少ないらしい。イタリアではそんなことは考えられないと聞いています。向こうはほとんどレイプだから。そこら辺がセックスというものを媒介にしながら男女の関係が結ばれていくというふうに欧米では考えているんだけど，日本はどちらかというと，川の字になるように子どもをはさんで親子の関係がつくられていってしまうという，家族意識の違いがあるように思う。だから性犯罪が増える社会とセックスレスの問題には関連があるのではないかと思うんです。

斉藤（司会）：それは榎本理論ですよね（笑）。セックスレス（コミュニケーション不足）こそがそもそも性犯罪の源泉だと。

榎本：すべてとは言わないけれども，それも一つの原因であると思うよ。

斉藤（司会）：でも欧米ではセックスの回数は多いですけど，性犯罪は日本より圧倒的に多いですよね。つまり欧米のほうがセックスレスは少ないわけです。なにせ，セックスレス＝ラブレス＝離婚ですから。でも，性犯罪の件数は日本より多いです。ということは，セックスレスが性犯罪の原因であるというのは検証しないといけないと思います。

舟田：理事長が家族会に出席された時にその話をされた事があるのですが，その後の家族会の中で，「それは確かに関係があると思いますよ」と言っていた奥さんたちがいましたね。これは興味深い意見だなと感じました。

斉藤（司会）：でも確かに事件をきっかけに，例えば夫婦生活が復活した人と

いうのは少ないですけど，事件の後，コミュニケーションをしっかり取ろうというルールを夫婦で作って，コミュニケーションが増えることで夫婦関係がまた違う方向に変わっていったというカップルはいました。

北條：すべてセックスレスが原因だとは言わないけど，ただ彼らが言うには，痴漢だとか盗撮する時は，女性とセックスをする時とは全然別の感覚だということは言っています。

斉藤（司会）：スリルや興奮度は違う全く別次元のものでしょう。

北條：パチンコをやっている人は，あたりが出たときセックスよりよっぽどいい感じだという方が多いです。

斉藤（司会）：ある方は，薬物よりもいいという人もいましたね。

北條：チンジャラチンジャラと出たら，あれはセックスよりずっといい感覚だったと。その比較がちょっと分からない。

斉藤（司会）：でも犯罪と非犯罪というのは，またちょっとスリルの質が違うかもしれないですね。

北條：やはり性加害，例えば痴漢をした場合などは，彼らが言うにはスリルと達成感と高揚感とですごく舞い上がるんだそうです。私はちょっとそれは分からないんですよね。盗撮した時もそうだと言うんですよね。あれもよく分からない。

斉藤（司会）：西牟禮NSは母親の会で，特に息子がデイナイトケアプログラム（9時～19時）に通っている方のお母さんが多いと思うんですけど，どうですか。

西牟禮：先ほど，舟田NSと菊田PSWが話をしてくれた通りだと感じていますが，グループの中での母親の声を私なりにまとめてみました。どの母親も同じことを言っているように思います。第一声では，わが子は良い子で何も問題がなかったという発言，また，自分の子育てが悪かったから事件を起こしたのだという自身を責めるような発言もあります。その他では，事件によって自分の人間関係が狭くなってしまったというのも特徴です。

　性の問題についての相談は他者にできない事が多いために，本来は社交的

だった方たちが，世間の目を気にして，自分も引きこもるような生活になってしまったという意見は多く聞きます。

　また，お母さんが考える幸せのかたちというものは息子が幸せになる事も含まれています。それは私もですが，息子はもちろん家族の幸せ＝自分の幸せと感じている方が多いので，将来の息子は幸せになれているのかどうかという事を，考えている方が多いように思います。

　それから，クリニックに受診し病名を付けてもらったことで安心したという話もよく聞きます。それは大半の母親が言っていて，息子の問題は理解ができなかったけれど，病気だというのなら治療をしようという，ある意味前向きな考え方に変化していくようです。病気を持った息子の治療をしていこうと考えているという発言をすることもあります。その他では，家族に娘がいる場合は，娘には息子の問題行動の話は言えないという事があって，家族の中でも黙っていなければいけないという辛い側面もあるようです。家族みんなが息子の犯罪の事が分かっていて，治療に協力ができればいいのだけれど，娘を持っている母親の中には，家族間で情報共有ができない現実に苦しんでいる方がいます。

斉藤（司会）：さっき息子の幸せは母親の幸せという話が非常に印象的だったんですけど，これは娘だと違うんですか。

西牟禮：娘も一緒です。自分が産んで育てている子どもはそうです。

北條：母親の場合はみんな，そうですよね。

斉藤（司会）：息子も，娘も，そんなに大きく変わらないですか。母－息子の場合は，母－娘と少し違うような印象がありますけどね。

西牟禮：変わらないです。

榎本：さっき，病名を付けてくれたことで安心したというのは，精神医学全般に言えることなのだけれども，昔々だって統合失調症なんていう人は，何かおかしなやつがいる，何か訳の分からないやつがいるということでなったけれども，病名を付けることによってこれは病気なんだということで治療するという考え方が成立してきました。病名がつくことで，「あぁ，病気なんだ」

ということによって家族は救われるという面はあるにはあります。例えば，引きこもりなんかもそうでしょう。精神科はすぐいろいろな病名を付けてしまう。それがいいか悪いかはまた別問題として，病名を付けられることによって家族は，「あ，病気なんだ」ということで救われるという気持ちはあると思うんです。

　ただ，あまりにも精神科医はちょっと変なことがあるとすぐ病名を付けてしまう。これもまた，よしあしだ。じゃあ病気と名前を付けて治るのか。治らないよね。完治はないよね。問題はそこなんだ。

斉藤（司会）：アルコール依存症の場合，夫婦で受診するパターンでよくあるのは，自分が好きで選んだ夫が，結婚当時は酒でそんなに問題がなかったけれども，経過していくとアルコール依存症になって「意志が弱いから酒をコントロールできないんじゃないか」「だらしないからじゃないか」と思っています。そして，アルコール問題をくり返すプロセスで精神科を受診して，そこで実は「アルコール依存症という病気ですよ」と診断されると，奥さんの反応が興味深いです。

　さっき，理事長が言われたように，救われるというのがあったんですけど，ある奥さんは，「あ，病気だったんですか，それだったら許せます」と言うんです。つまり，許すかどうか迷っていたということです。そういう夫婦がいらっしゃって，じゃあ病気だったら何とか一緒に治していくように協力していこうかなというふうに治療同盟がうまれます。

　今まで憎らしかった夫が，病名が付くことで180度変わって，逆に今度は協力していこうというふうになるのは，病名の力というのはすごく重要な意味を持っていますね。加害者家族にとっても，これは非常に重要な意味を持っていると思います。

榎本：例えば認知症の場合を考えてみよう。自分の母親が，非常に立派な母親だったのが急にもの盗られ妄想になったり徘徊し行方不明になったりして，何であんな立派なお母さんがこんなに変わってしまったんだろうと子どもとしては非常に混乱します。

でも病気なのだと言うと,「ああ,病気の症状なんだ」という気持ちで自分の意識が変わります。この現象と同じだと思う。

そういう意味で精神医学が病気と診断し我々が引き受けることによって,家族はある程度救われる面もあります。でも精神科の問題として病名を付けました,では治療して治るか。治らないんだよね。完治はしないんですよ。

斉藤(司会)：では次はそろそろ父親の会のほうにいきます。父親の会の担当をして,最近実際に父親になった北條PSWお願いします。

北條：最近,娘が産まれ実際に父親になってから,父親の会の担当をさせていただいています。父親の会は,グループの印象として「男だったらそういう欲求がわいてくるのは誰でもあるよ」と言う方もいることからもわかるように,根底では理解できるが行動化してはいけないというのが本音だと思います。だからといってやっていいわけではないんですが,どちらかというと加害者目線の理解のしかたが根底にはあると思います。ただ,繰り返し逮捕されるというのはよくないことだというのはみんな感じているので,その中でどうやって再犯防止をしていくかということが話題の中心です。

母親と比べると,父親は普段息子と関わる時間が少ないです。父親の話を聞いていると,そんなに教育がすごく偏った人が来ているわけではなく,普通に接していて普通に子育てをしている中で性犯罪で逮捕されてという話が多いです。だから何がいけなかったのか,どういうふうに自分が息子と関わってきたのかという,その辺を整理する時間だと思っています。ただ母親のように「育て方」まで話は及ばず「接し方」という表現がよく用いられます。結局は,この言葉の使い方をみても「子育て」に関わってきた父親は少ないのだということがわかります。

母親に比べると「子育て」への関わりが少なかったから,改めてどういうふうに自分が性加害を起こした息子と関わってきてこれから何ができるんだろうというのを,今までにないぐらいすごく深く考えます。ですから私もまだ子どもは小さいんですけど,これからどういうふうに父親として「子育て」に関わっていったらいいんだろうというのを,真剣に学ばせてもらっている

ような感もあります。

斉藤（司会）：父親の会を最初立ち上げた時，全然参加者が来なかったんです。3カ月ぐらい連続0名で，当時担当したスタッフと二人でマンツーマンで子育ての話をしていた時がありました。父親がこの問題に関与することは非常に重要なのに何で来ないんだろうという話をして途方に暮れていました。

例えば，息子が犯罪を起こしたといっても成人を過ぎています。その時に，何で起こしたかとお父さんは考えるんですが，必ずその時に父親は自分の責任性はあまりないだろうと思いたいんです。つまり子育てを中心にしてきたのは母親だから，母親に責任があって，父親は，「俺は頑張って仕事をしてきた」とどこかでそういう思いがあるのだと思います。口では絶対に言わないですけど。そのような態度が妻（息子の母親）には伝わります。

そして，妻は「なぜこの人と結婚したのだろう」と，やはり考えるのです。果たして自分の結婚は正しかったのだろうかと。息子の事件なのに，まさか夫婦関係の問題が表面化するとは思ってなかったでしょう。

結局，息子のアディクションの問題は主訴ではなく夫婦不和のメタファー（隠喩）だったと気づいたとき，母親の変化が始まります。父親はこの母親の変化についていけず，取り残されていきます。だから，SFG立ち上げ当初，両親同席で家族支援グループを運営していましたが，少しして父親が全く来なくなりました。これは，おそらく母親の変化についていけない父親がグループに居づらくなりドロップアウトしていく現象だったんだろうなと今なら理解できます。

西牟禮：以前こんな話を聞いた事があります。夫から「今までお前が家のことを全部やっていたんだ。それでこういうことになったんだから俺は知らない」と言われたと。これはとてもひどい話です。

斉藤（司会）：母親の会のお母さんたちのずっと出続ける覚悟と，父親の会のお父さんたちが参加している覚悟はやはり質的に違います。それはやはり引き受ける覚悟というところで，差が出るのだと思います。

舟田：私もそう思います。

菊田：かなり長く通っている方もいるのですが，長く通っている方が母親の会で話す内容は，すごく貴重というか重みがあると思っています。まさに「先行く仲間」です。

北條：例えば母親が感じる責任性と，父親が感じる責任性は全然違いますね。母親のほうが思いが深い。父親と娘の場合になると全然次元は違うけど，思いがやっぱり違ってくると思います。

　父親と息子との関係というのは，どうあったらいいかということについては昔と今とでは違うのでしょうか。

斉藤（司会）：難しいですね。理事長は以前，父親の会で「おやじとは死んでから会話する」と，そういう話をされていました。ただ，いざ事件が起きた時に母親はやっぱり矢面に立って裁判に証人として出廷したり，まず前面に出て対応します。父親はその時ですら「仕事」を理由に逃げます。

　本音を言うと，お父さんは取り残されているような感じがして，子どもや妻がそういう場面に直面しているのに何をしていいか分からないんです。そして，母親からは頼りないと思われる。それは，多分頼りないのではなく純粋に父親は何をしていいかが分からないんです。

　いまさら，子どもとどう向き合ってどういうふうに接していいか分からないような状態の父親もいるので，グループに参加し始めた時も何か居心地が悪そうです。「いまさら息子と関係を作り直すのはもう難しいので，私をちゃんとサポートする役割をしてもらいたい」と。母親の会で妻側の意見が出たので，それを伝えたらお父さん方は，それならできそうだということで，そこから定着率が少しよくなったという印象を持っています。

榎本：昔の家族というのは父親が絶対的な権威を持っていて息子はそれに従うという気持ちがありました。だから昔，いろいろな事件があれば必ず父親が前面に出たと思います。今は父親の地位が低下したから，どうしても母親が前面に出ることになってしまったんですね。

斉藤（司会）：昔は父親が前面に出ていたんですか。父親の本性が今になって露呈してきたのではないでしょうか。

榎本：確かに昔はそうでした。一家の罪は全部父親の責任なんだもの。だんだんと男女の意識が変わってきて，昔は絶対に夫唱婦随，夫が唱えて妻が従うだった。でも今は同等の権利になってしまったでしょう。だからそこら辺で父親の意識もずいぶん変わってきたように私は思うんです。昔は，その一家の中では何があったって父親が全部責任を負ったんだもの。だからそこの家族意識がずいぶん変わってきたなと思うんです。

　もう一つ言えることは，昔は絶対に子どもは親に従わなければいけなかった。今は従わないものね。それは個人の自由だと言われて，子どもは子どもなりに生きていけとなってポンと放り出されてしまう。さあ，子どもはどうしていいか分からないわけだ。それほど，日本人の自我というのは弱いと思うんです。

斉藤（司会）：一通り回って，加害者家族の話が多かったですけどどうでしょうか。何か付け足すところはありますか。

西牟禮：さっき理事長がおっしゃった，昔は男性の性的欲求が高まった時に女性が受け入れるのは当然だったという話ですが，それは男性側の勝手な意見ですよね。女性が受け入れたくない時は，いくら夫婦でも断る権利もあると思います。なぜそれがまかり通っていたのでしょうか。

榎本：昔は男性が要求すれば女性はそれを受け入れて当然という風潮がありました。今は男女同権になったから，どちらかというとセックスのリーダーシップは男性ではなくて女性が握るようになりつつあります。

菊田：母親にしても被害者にしても，女性です。セックスレスに原因があり，それを受け入れない女性が原因だということになると，すべて女性に跳ね返ってきませんか。被害者も女性なのに，その原因も女性で，また息子を見ていくのも女性の役割というのは，あまりにも偏った意見だと感じます。

　もう一つは，女性の発言力が強くなってきて声を上げられるようになったからこそ統計的にも被害者が増えてきたというのがあると思うのです。ですから「痴漢許さない」というふうに手を上げる人たちが出てくるということは，これはもちろん時代や女性の変化でしょうし，今は，家族が変容してい

る過渡期なのかなという気はします。
　実際のところ，性犯罪被害者というのは今までもたくさんいたと思うのです。いたけれども，家父長制で父親がガンとしていて，世間的に「嫁に行けなくなるからお前は何も言うな」ということがあって，被害を言語化できなかった時代があるわけです。男性を告発できるようになっているこの時代ですから，そういった意味では被害者が声を上げられるというのは，今までとはだいぶ違うという気はします。

榎本：確かにそれは一理あります。話は飛びますが昨年イタリアへ視察旅行に行って，イタリアの女性にこの話題を出しました。そうしたらイタリアというのは，挨拶する時にほほを合わせるでしょう。それですぐ抱擁する。それから男はすぐ腰に手を回してエスコートする。日本人の通訳の人が言っていましたけど，最初はやっぱり気味が悪かった，と。いきなりさっと触られたりするのはイタリアでは当たり前だけど，日本人はそういう習慣はないからね。だから反動形成の形でそれが出てくるんじゃないかなという気がする。イタリアの女性にそんな話をしたら，別にそんなのは当たり前じゃないですかと。エスコートされたり，ほほを合わせて抱擁して挨拶するのはね。日本はそういう習慣はないものね。だからそこら辺が社会習慣の違いというか，文化の違いというか。

斉藤（司会）：なぜ日本は非接触型の性犯罪が多いんですか。欧米は少ないときいています。なぜ盗撮，露出，のぞきが多いのか？

榎本：日本人は"男女7歳にして席を同じうせず"で，女性の体に触るのはいけないというふうに育てられてきている。僕の小さい時だって，昔は女の子と話してはいけなかったんだからね。だから女の子に近づいてはいけないし，そういうふうに育ってきたから何となく女の子と近づくことはいけないと。男の場合は，表面的には男女7歳にして席を同じうせずと言っておきながら，色街は盛んだった。そこら辺の，表と裏の使い分けが日本人は非常にきちっとしていたんだろうと思う。

斉藤（司会）：性欲というのは生まれながらにして人間に備わっている欲求です。

アルコールや薬物やギャンブルは後から学習するものです。つまり学習された行動です。みんな性的な欲求はあって，それぞれ性欲を満たす学習を思春期あたりからし始めます。たぶん理事長の世代とわれわれの世代だと，マスターベーションやセックスに関する学習のしかたも全然違うと思います。今の世代，例えば平成生まれも違いますよね。現代の若者は最初インターネットで学習します。なので学習のしかたに問題があり模倣して性犯罪に至るケースは多いと思います。依存症は学習された行動なので学習のしかたにそもそも問題があるという仮説も成り立ちます。痴漢も含めてですけど，生育歴に大きな問題があるという人は少ないです。アルコールや薬物の場合は機能不全家族で育って，ACや共依存という聞きなれたプロセスを通って「おやじと同じような酒飲みになる」というストーリーがありましたけど，性依存の場合はそういうストーリーは成立しない。となると，その人がどのように性欲を満たす学習をしてきたかというところにすごく関心が湧くんですがそこも含めてみなさんどのように考えていますか。

舟田：でもまさしくそれが私は再犯防止としての家族だと思うんです。

榎本：じゃあどういう性教育をしたらこういう性犯罪はなくなるのか。性犯罪，あるいは性依存症というふうにわれわれは見るけれども，それは時代によって，それから文化によって受け止め方が違うわけじゃない。例えば，満員電車がなかったらこれほどの痴漢被害者は存在しない。

舟田：例えば，諸外国と比べて「男女の関係性」というところがすごくキーワードだと私は思っています。その関係をどういうふうに育てるかというところが重要ではないでしょうか。

榎本：今，草食系男子，肉食系女子と言われるように，昔は男のほうが積極的に女性に近寄って行ったわけです。どちらかというと女性のほうは受け身でした。今の若い男性は人間関係不全だと僕は言うんだけど，下着窃盗や盗撮でもそうなんだけど女性と話をすることができないという男性が非常に多い。

　風俗に行くにしても，女性と近寄ることは知らないし，分からないし怖い。

だから下着窃盗に耽溺したり，あるいは風俗ならお金を出してその場でOKだからやるとかね。男性側の女性に対する接し方が非常に下手になってきた。

西牟禮：もしかしたら，母親と仲が良すぎるからじゃないですか。

榎本：それも言えるかもしれないね。

斉藤（司会）：それは一つ，キーワードかもしれない。

榎本：そうだよね。それから女性のほうも，昔は男性からプロポーズして，受け入れて結婚したんだけど，今はなかなか男性がプロポーズしてくれない。女性のほうも，結婚したい，早くプロポーズしてくれないかなと思っても，自分から言うのはいやだと誰かに聞いたことがある。やっぱり「結婚しよう」と言ってもらいたい。だけど言ってくれない。

　これだけ女性が強くなったのならば，女性が働いて夫と子どもを養えばいいじゃないかと言ったら，そんなのはいやだと。やっぱり男が稼いでくれて，女性は家で子育てしながらたまにパートをするのがいいというのが大多数の意見。

斉藤（司会）：逆パターンですね。専業主夫というのはどうなんですか。

西牟禮：私の周りには何人かいますよ。

斉藤（司会）：他の方々はどうですか，そういうパターンの結婚のあり方について。

舟田：自分がもしそうだったらどうなんだろう。今まで看護師という資格があるので仕事を辞める気はなかったです。私の場合は一時的に専業主婦になりましたが，辞める気にはならなかったので両立したいと思っていました。旦那さんが主夫，というのは全く考えていなかったですね。でももし主夫になるから結婚してと言われたら結婚しないと思いますね（笑）。

菊田：私は全然ありですね。

斉藤（司会）：菊田PSWが働き手で，旦那は家事ですか。

菊田：はい。だけど問題点としてやはり経済的問題があります。同じような働き方をしていても，今の社会ではまだまだ男性のほうが賃金は高くもらっています。それともう一つが，女性のほうが産む性であるということです。こ

れだけは変えられないので，その時期をどういうふうに乗り越えるかというところでしょうか。そこら辺の社会保障がきちんとでき，賃金格差もなくということであれば，どちらがどっちを選んでもかまわないと思います。

榎本：私は両親とも明治の生まれで，おふくろは看護師です。大正時代に看護学校へ行って，おやじと一緒になりました。おやじは菓子屋をやっていたので，おふくろは看護師を辞めました。昔はそうだったんですよ。その頃の看護師の賃金はそんなに高いとは思わないけれども，辞めてずっと専業主婦をやってきた。

　学生時代に聞いたんだけど，女子医大のもっと上の先輩の女性たちは，せっかく医学教育を受けて女性医師になっても，ほとんどが辞めちゃうらしいんです。結婚するとみんな専業主婦になってしまうというのが当時の常識だった。戦後，それではもったいないじゃないかということで女性たちも働くことになってから，そういうことはなくなってきました。昔は女子医大を卒業しても，結婚すると専業主婦になる人が多かった。そういう社会意識だったわけです。それがこの性犯罪の多様化と結びつくかどうかは分からないけど，そういった意識の違いが影響を与えているんではないかと思います。女性の社会進出が広がれば痴漢は犯罪だというふうに常識化してきました。

　いろいろお話をしましたけれども，これからは社会構造が変わっていけば男女の関係も変わっていくし，男女の意識も変わっていきます。おそらく性犯罪もどんどん表面化していくような気がします。さっき冒頭で話題に出た，中学校の校長先生がフィリピンへ行って買春したという事件などもそうですが，性の問題はどこか隠れたものでなければならないという社会意識があるような気がします。だからこそ余計に，こういう性犯罪と言われるような行為が増えてくるように思うんです。

　ただ本で読んだところでは，昔は民族の繁栄のために神殿の前で両性がセックスをしたようです。中世のヨーロッパでも麦畑で夫婦が五穀豊穣を願ってセックスをしたというのがあったのだと，本には書いてある。だから性について非常におおらかな考え方だったわけですね。ところがだんだんと

個人的な意識が強くなって個人主義になってきて，自分の考え方，自己責任論，自分の性は自分の性だというふうに考えるようになってから，だんだん人間関係がギクシャクしてくるようなことになった。そうなると，こういうふうなゆがんだ形での性犯罪行為がどんどん増えていくのではないかという印象が強いですがどうでしょうか。それからもう一つは予防。それを予防できるのか。

西牟禮：予防があるとすれば，小さい頃からいろいろな人とコミュニケーションを取らせることだと思います。

榎本：昔は兄弟が多かったし，男の子，女の子もいた。僕は男の子3人で育ったから母親だけが女性だったんですが，たぶん昔は4人も5人も兄弟姉妹がいて，一緒にお風呂に入ったり裸になって飛び跳ねていることがあったわけだ。そういう形で自然と男と女のことをちゃんと見ていった。男と女の関係は両親の姿を見て覚えていったと思う。それから兄弟の関係でもあったと思う。今はそういうのがないからね。だから余計，男と女の関係が両方とも分からなくなってきているのではないかという気がする。

　もう一つ予防ということから，よく性の教育と言うけど，あれは学校で教えることなんでしょうか。

西牟禮：今は小学校2年ぐらいから授業がありますよね。

榎本：それも，ただ図を描いて性器の教育をしているわけです。愛情があって結婚して云々というようなことまで教えないだろうと。

西牟禮：教えないと思いますよ。外国は，確かだいぶ小さい頃から，性交渉をしているところをアニメで見せていたと思います。

舟田：でもそれが先ほど言った日本の場合は性というのは隠されたものというのがありますから，やっぱり抵抗のある親も多いですよね。

榎本：下着泥棒なんかは女性の下着ばかり狙うんだから，それはやっぱり女性との付き合いのしかたが分からないんだよね。だからゆがんだ形で下着のほうに目が行ってしまう。

　性の教育っていうのはどういうふうにしたらいいんだろう。

舟田：以前ある方からこのような報告がありました。下着窃盗をした本人が「盗んだ事を謝りたいから返したい」と。新しいものを買って謝りに行きたいと言ったんです。でも，そういうことじゃないじゃないですか。こっちはもう会いたくもないし，だから感覚が本当に違うしゆがんでいるんだなと思いました。逆に，新しいものを買って返せばそれで済むと思っているというのがすごく斬新で驚きました。

榎本：日本は多神教と言われている。一神教，キリスト教の場合は神が自分の心の中にいる。心の神の教えに従って自分は行動しなければいけない。つまり心の中に良心がいるわけだ。日本人は恥の文化だから，外から見られなければいいんだ，ばれなければいいんだという考え方だと思う。じゃあ日本人に良心がないかというとそうではないんだけれども，ものの考え方としてね。

菊田：日本の痴漢，盗撮は基本的に人にばれないでやる犯罪だから，その辺は共通しているのかなと思います。

榎本：でも普通なら，こんなことをしてはいけないと自分の心の中にきちっと良心があって，しないということが望ましいんだけど，日本人はわりと恥の文化だから外面さえよければいいんだと。良心がないわけではないんだけど，外面だけで考えていって自分の良心でそれを判断するという考え方が日本人は乏しいのではないかと思う。それはヨーロッパ人だって悪いことばかり考えていて，実際に行動してしまうんだけどね。やっぱり性犯罪というのは恥の文化だと僕は思う。ばれなければいいだろうという。

舟田：ルールというのが，例えば前にどなたかの心理学実験であったんですけれども，自分が透明人間になった時に，お風呂に入るか入らないかという研究があったんです。最初のうちは，それはもう汚いし髪の毛もグチャグチャになるし，入るに決まっているじゃないですかと言うのだけど，実際にはひとりになり誰とも会わない環境になった時に，ほとんどの人が入らなくなるというのがありました。要するにそれはルールと同じ考えだと思うのです。人に見られてなければグチャグチャでもいい。実はそのルールを保つことはほとんどの人間はできないのです。大前提として，ルールというのは守られ

ない。ただ，ルールがどうであれ，倫理観，道徳観のところで自分たちが社会の中でどう生きていくかというところだと思うのです。もっと絶対的なものがない限り，ルールだとまだ弱いのだと思います。

　学習も，結局人間教育になってしまうんですけど，人との関係性などを学べることが大切で必要なことだと感じています。

榎本：さっき言ったけど，兄弟が大勢いれば自然と男女の関係も分かる。男の子だって女の子がどんな体をしているか。男の子だったらどんな体をしているか，自然と見ていく。それからケンカしたり仲良くなったり。殴れば痛いし殴られれば痛いということで小さい時から社会性が教育されてきていると，僕は思うんです。今の子は一人っ子か二人でしょう。そういう基本的なところからの教育がないわけだ。

　例えば男の子と女の子だって小さい時は一緒に風呂に入っていた。うちの三男坊とうちの娘なんか，小さい時に一緒に風呂入ってワアワアキャアキャア騒いでいるから心配したけど，小学校へ入ると，意識してちゃんと別にお風呂に入るようになる。そこら辺がどこまで教育で教えるのか。基本的に男女の人間関係というのは自然に覚えていくものもあるように，僕は思うんだよね。

　昔は忠君愛国，天皇のために戦って死ぬということ。それから武士だったらお殿様のために戦って死ぬということが決まっていた。それしか生きてはいけなかった。だからそれがいけないということになって，今度は自由になって多様化してきた。じゃあひとりで決めなさいと言うと，決められない。そこが難しいところです。

菊田：被害者のことで一つだけ宜しいでしょうか。『性とこころ』バックナンバーに載っていた伊藤桂子先生の演題で，「性犯罪予防と被害に関する女子学生の認識」というのがあります。大学，専門学校に通う10代から20代の女子学生を対象として研究され，とても興味深かったのです。性被害についてアンケートに答えてくれた7割の女性が，被害を受けた女性にも何らかの原因があると答えているのです。これはきっと私たちの認識もそれに近

いものがあるのだと思います。この認識は強姦などの被害を受けた女性の中にもあるから，その思いが自責の念をもっともっと強くしていく。要するに自分にも原因があったのではないかというところで自責の念がものすごく強くなって，結果，死を選んでしまう人もいるのです。

　女性は被害者ではあるけれども，反面，女性の目というのは実は厳しいのです。最近の服装でも，かわいいものを着るとどうしても露出が多くなってしまう。でも性犯罪は女性側にも原因があるという一つの理由として，露出の多い服装とか自己管理能力ということを挙げている女性が結構多くて，自分がしっかりしていれば被害に遭わないのではないかと過信をしているということが出ていました。実際は真面目な服装をしていても車に連れ込まれて強姦されてしまうという事実はあるわけで，そういう人も，女性から「あなたにだって原因があったのですよね」と言われかねない事は，とても悲しいな，と思いました。

　少なくとも，強姦とまではいかない痴漢や露出であっても，被害女性に関するそういう気持ちはくんでいかなければいけないと思いました。感想です。

榎本：性犯罪を繰り返すタイプには多いのですが，決してその場でパッとやるのではなくて事前にかなり調べるらしいです。

　鈴木伸元さんの『性犯罪者の頭の中（幻冬舎新書）』という本を読んでみると，事前に調べて，かなり計画している。それを女性は全然知らないんだよね。あの本の中に症例１で書いてあったけれども，かなり事前に調べて，何時何分にどこにいて，うちはこの時間帯は誰もいないと。その女の子は何時頃帰って来るというのをきちんと調べて，それから忍び込む。まさかわれわれの生活をそこまで注意はしないけど，でも団地でカギが閉まってなかったという。だからそういう点では加害者というのはかなり計画的にやっている。日本は非常に平和だからあまりそういうことを考えないけど，女性たちも男を見たら注意しないといけない時代なんですね。でもあまりそういう考えが強くなってしまうと男女の交際ができなくなってしまうから，そこら辺が難しい。

菊田：ふだんから気をつけている人のほうが犯罪に合う確率が低いです。やはり女性側もそういう警戒心を持つということ，過信をしないということが必要かなと思います。

榎本：これからは「予防」と「性教育」がポイントになってくるかもしれませんね。なかなか有意義な座談会ができました。みなさんご協力ありがとうございました。

SAG「性依存症のリアル」

平成27年4月16日

司会 それではミーティングを始めたいと思います。本日は録音をするにあたって,「性依存症のリアル」というテーマで行いたいと思います。当事者の体験談を録音する意図としては,加害行為で捕まるというのはどういうことなのか,捕まってもやめられないというのはどういう状態なのか,それから,その状態から治療を受けて回復していくということはどういうことなのかという,一番リアルな部分を新刊「性依存症のリアル」で伝えることが目的になります。

自分の体験談をいつも通り話していただければ結構です。このテーマを聞いて話したいと思ったことを順番に話していただければと思います。行動化している時のことがリアルだと感じる方はそれを話してもいいし,捕まった時のことがリアルだと思う方はそれを話してもいいです。実際に自分達の体験したことをどの部分でも,このテーマで感じたことを話してもらえればいいと思います。では,早速ミーティングに入っていきたいと思います。では,最初の方お願いします。

A こんばんは。

全員 こんばんは。

A 私の問題行動は電車内での痴漢行為と児童ポルノ閲覧です。リアルというテーマなんですけど,今までに痴漢で5回逮捕されています。5回とも痴漢行為をしている時に,その女性から手を掴まれて,もう相手の女性は絶対に私の手を離さないように,逃げられないように思い切り掴まれました。それ

で，電車の外に出て駅員を呼ばれました。

　朝の通勤電車の時なので，非常にたくさんの人が見ていたと思いますし，その女性に手を掴まれて「痴漢です！　この人痴漢です！！」と言われているところを沢山の人に見られていて，その中に知り合いであったり近所の人であったり，そういう人が見ていたのかどうかということがすごく心配でした。5回捕まって，その後，それが噂になったりとかはなく，おそらく私のことを知っている人は見ていなかったのかなと今は思っています。

　1回目に捕まった時には駅事務所に行って警察まで行ったのですが，そこで指紋を取ったりいろいろされて，1回目の時はもうそこで帰してもらえました。相手の女性が，これ以上いいですと言ったのかもしれないし，どうして帰れたのかというのは分からないです。2回目にはもう帰されることもなく，警察署に行ってそこで逮捕と言われ手錠をかけられて一晩拘留されました。今回5回目の逮捕・拘留で，その後ここに来ることになりました。通い始めて3カ月弱ぐらいになると思います。

　リアルというか，4回目捕まってから，しばらくはやめていました。もう次に捕まったらいろいろなものを失うと考えました。4回目は家に帰れたのが幸いしたと思って，我慢して痴漢行為をしなかったのですが，結局，いろいろなストレスや嫌なことで，ずっと続けて満員電車に乗るうちに，結局，何年かしたら再犯していました。今回も逮捕・拘留されて，もう本当に次はないと思っているのは前と一緒なのですが，また同じことを繰り返すのか，それともこういう場所に来てちゃんと治るのかどうか，まだ今，どちらになるのか，自分の中でも分からないというのが現実で，それが自分のリアルな気持ちです。以上です。

司会　ありがとうございます。順番にお話し下さい。次の方お願いします。

B　私の問題行動は過剰なマスターベーションと，のぞき目的の住居侵入およびインターネットカフェでの強制わいせつです。強制わいせつで捕まってから5年弱経ちますが，その時のエピソードを話します。ネットカフェで，寝ている女性をのぞき込んで，寝ているからいいだろうと考え，女性の下着

に手を入れたりしていました。その時は何も問題ないと思いましたが，10カ月程経って自宅に警察官が来て調べられて，「お前，こういうことをしただろう」と言われて捕まりました。以前にのぞき目的で何度か逮捕されているので，結局，3年の実刑を食らって刑務所に入りました。刑務所でも性犯罪再犯防止プログラムは受けてきました。現在は出所して榎本クリニックに通院しているのですが，そういう繰り返しをしている自分が，何でだろうと，今は思っています。暇な時間があって何も目的がないと，フラーッと夜のぞきなんかをした経験があるので，それがいけないのかなと思っています。

　それで再び仕事を解雇され，今に至っています。今，ここに来て治療を少しずつさせてもらっていて，特に認知のゆがみについて，こういったものを徹底的に改善しないと駄目だと思っています。以上です。

司会　ありがとうございます。次の方お願いします。

C　すみません。本当に皆さんには申し訳ないのですが，今日は話せません。

司会　では次の方お願いします。

D　こんばんは。

全員　こんばんは。

D　私の問題行動は電車内での痴漢行為と，中学の時に何度か下着窃盗をしたことがあります。今までに4度逮捕されています。9年前に1度目，3年前に2度目の逮捕で，3度目はそれほどの制裁にはならなかったせいもありまして，甘く見ていたんですね，6年後に再び同じことをしました。さすがに世間は許してくれず，すべてを失いました。仕事も，家庭も，家も……。もう本当に台なしというか，人生を棒に振りました。

　その，3年間は幸いにしてそういった行動をしたことはないのですが，正直言って，今気を失って次に目覚めた瞬間に満員電車の中だったという状況に仮になったとしたら，絶対にやらないという自信ははっきり言ってありません。それが性依存症のリアル，現実だと思っています。

　これだけ痛い目に遭って，たまたま今3年間再犯してないですが，意図せずそういった状況になったとしたら自信はないというのが正直な気持ち

で，そういった状況に陥らないように気を付けるのはもちろんですが，それだけでは回復したとは言えないと思います。かなり久しぶりの参加ですが，気を引き締めたいという思いもありまして，今日は参加させてもらいました。以上です。

司会 ありがとうございます。次の方お願いします。

E 皆さん，こんばんは。

全員 こんばんは。

E 私の問題行動はエレベーター内での痴漢行為です。私は今までに3回の逮捕歴があります。7年前，二十歳になりたての時に初めて逮捕されて，その時は示談が成立して不起訴になりすぐにまたやってしまいました。去年，逮捕された時はとうとう起訴されて，裁判を受けた後で執行猶予という判決になり，今は執行猶予中です。

　私も問題行動をしていた期間は長く，他人に対する性的ないたずら等，人に知れたらそれはいけないと思われるような事という意味で言えば，始まったのはもうたぶん中学生ぐらいの時からです。実際に私はやめようという気持ちは頭の中には確かにあって，例えば高校の時も，新しい彼女ができたりとかしたら，その時点でやめようとずっと考えたりもしていたのですが，結局，そこまで続いてきた自分の問題行動が，あと1回ぐらいという気持ちにいつもなってしまって，やめることができませんでした。

　問題行動に関しては，私としては，続けているうちにたぶん自分の中でハードルが下がっているのではないかという実感があります。息を吸うようにと言ったらさすがに言い過ぎだと思うんですが，もうあまり覚えてないんですけど，自分が最初の問題行動に至った時にはきっとすごい不安とか，捕まるんじゃないかとか，そういう思いとか罪悪感が当然あったと思うんですが，どんどんそういったものが薄れてきて，自分の中でのハードルが下がっていったのではないかというのを感じています。そのハードルが下がるに従って，問題行動を起こす時にはあまり何も深く考えずにやっていたのではないかと思っています。

だから2回目の逮捕を経た後は，やっぱりすごく被害者に対する申し訳ないという気持ちを再認識してしばらく止まっていたのですが，また問題行動を始めてしまったきっかけもあまり覚えてないのですが，結局また始まってしまった後は，どんどん被害者に関する気持ちとか，そういうものをあまり行動時に考えることがなくなっていました。やはり自分が深くいろいろなことを考えずにそういう行動に移るようになってしまったというところがあるのではないかと思っています。

　結局，3回目の逮捕の後の裁判関連のさまざまな出来事の影響で，私は大学をやめることになって今はアルバイトをやっているのですけれども，先日アルバイト先の女性の上司とたまたま雑談の時に，痴漢か何か性犯罪の話になって，その人が「そういう人って電車にそのままひかれて死んじゃえばいいのにね」みたいなことを普通に言うんですよね。そういうのを聞いていると，仕事中，かなり，自分も複雑な気持ちになりますし，その上司に対して何かしたわけではないのですが，すごく申し訳ないというか，顔向けができないようなそういう気持ちが強くなってしまって，その日は一日，仕事でミスをしたとか何か失言をしたとかではないのですが，自分が悪いような気持ちがずっと続いていました。

　結局，自分の事件とか，そういった内容のことを説明しないで今仕事をさせていただいているということに関しても，何か少し複雑な思いがあって，自分がそこまで正直者だとは思っていませんが，そうやって隠していくことに関して，すごく罪悪感があります。バレたらどうしようという恐怖感がないと言えばうそになります。

　いずれ，アルバイトではなくて正社員や正規雇用というのを目指す時にはきちんと説明して，再出発しようと思っているんですが，今の状況，今日も普通に仕事を振ってもらえて，自分一人でやるような仕事をどんどん任されているという状況に，いたたまれない気持ちになります。以上です。

司会　ありがとうございます。次の方お願いします。
F　こんばんは。

全員 こんばんは。

F 私の問題行動は飲酒したうえでのぞきと若い女性の下着を盗むこと，それを身に着けマスターベーションをすることです。回数としては二つの行為をあわせてたぶん 10,000 回ぐらいやったのではないかと思います。依存歴は，たぶん 55 年ぐらいです。私の場合は，性的逸脱行動が始まったのはたぶん中学生ぐらいだと思うのですが，その頃からずっと女性に対するゆがんだ認知を持っていたと思います。

 私は 70 代なのですが，私の場合はもうすでに 7 回逮捕されています。6 回目の逮捕で実刑に行きまして，今回は，去年の 7 月に逮捕されました。現行犯逮捕でした。その時にはもうそろそろ逮捕されるなというのを自分でも感じていました。7 回ともそうなのですが，もうそろそろ逮捕されるだろうというのは，自分の中で分かるんです。分かるっていうのはなぜかというと，周囲の「やばいな，見つかっているな，これは」というのが分かっていても，自分ではやめられないからです。もうそろそろ，もう何回かやると捕まるというのが分かり切っていてもやめられない，そういう自分が居たというのは，今，すごく感じています。

 なぜやめられないのだろうと自分で考えるんですけど，同じように下着を盗むんですけど，場所が違うし，着けていた女性も違うし，柄も違う。いろいろな条件が，少しずつ違うことが，盗むという繰り返しを新しくしているのだと思います。少しずつ違うんです。違うからこそ，良さがあるんだろうと思います。ちょっと説明は難しいですけど，何か，それで例えば味をしめてやめられない，ずっと続いてしまう。同じお酒を飲んでいるんだけれども，飲む場所が違ったり，つまむ肴が違ったりという，少しの違いでやはりずっとやめられない自分が居たのかと感じています。

 性依存症のリアルということに関しては，本当に自分の中で，もう危ないよ，捕まるよって分かっていてもやめられないというのは，相当危ないことだと感じています。逆に捕まってその時は良かったと思っています。捕まらないともっともっと罪を犯していましたし，今，被害者のことを考えると，

やはり大変申し訳ないと感じています。深く傷ついているだろうなと思っています。ただ，日が経つことによって，皆さんも何人かおっしゃっていましたけど，そういった被害者への気持ちが薄れてきてしまい，日々，被害者のことを思い浮かべ反省し続けるということは，自分にとっては難しいというのが現状です。

SAGグループの参加者を見ていると，こういうふうにグループに参加して，問題行動を思い出すようなところに自分自身も参加することで，少し歯止めが効いているのかと思っています。

だから自分一人で何とかしようとか，自分一人で大丈夫だろうという，今，考えると，何でそんなばかばかしいことをしたのかなって思っています。その反面，やはり味っていうのがどこかで忘れられない，脳裏に残っているとも思います。1回でもやってしまうと，それがまた再発して，限りなく，際限なくやるのだと思います。

先日から私は断酒をしていたんですけど，再飲酒した夢を見ちゃったんですね。ハッと，「あ，これ，やっちゃったよ。せっかく6カ月やめたのに酒のんじゃった」とすごい自分でもがっかりしたんですが，ハッと自分の困っている後ろに何かヘラヘラ笑っている自分がいて，「なんだ？」と振り向いたら，結局，それが夢だというので，パッと目が覚めたんです。本当に夢で良かったなと自分で思っているんですけど。本当に依存症というのは夢にまで出てくる根深いものなのかと，つくづく恐ろしくなりました。

自分が今，問題行動が止まっているから大丈夫だなと思っていても，それはたまたまなんだと考えています。たまたま今，自分の置かれている状況はそういうものを止めてくれる状況にいるだけで，自分が例えば今は仕事をしていませんが，仕事をしたり，またSAGに来なくなったりすると，環境が変わって，そうしたらすぐ自分の精神，意志が弱くなれば，すぐに問題行動に手を出すでしょう。

自分の中で一番大事なのは自分の精神が安定していることだと思っています。自分の後ろには悪い自分と良い自分がいますから，良い自分がしょっちゅ

う出てきてくれるような精神状態でいないと，やっぱり人間っていうのは楽なほうへ，楽なほうへ行きますから，悪い自分の誘惑にすぐ負けてしまいます。性依存症に限らず，ギャンブルでもアルコールでも恐らくそうだと思うんですけど，誘惑に負けない自分を作るためには，やっぱり健康な体と健全な精神，そしてゆとりある心みたいなものは，常に自分の中で養う努力をしていかないといけないと考えています。

犯罪の話にまた戻りますが，私はとうとう来月，実刑で刑務所に行くことになりました。まだ場所は決まってないですが，刑務所の中で少しじっくり自分を見つめ直してこようかなと思っています。このSAGプログラムでも「刑務所からの手紙」というプログラムがありますけれども，そういうのにも参加できたらいいと考えています。とにかく一度刑務所に行くことになったので，そのことを受け入れて，自分の罪を見つめ直して，今後のこともゆっくり考えたいと思います。以上です。

司会 ありがとうございました。次の方お願いします。

G こんばんは。

全員 こんばんは。

G 私の問題行動は，強姦目的でアパートに侵入することです。去年の11月に警察に逮捕されてしまったんですけど，その前にも4年程前に，強姦目的でアパートに入って，敷地に入ったのを住民に見つかって警察を呼ばれたことがあります。4年前の時はすぐに帰れたんですけど，その時にも知り合いの弁護士の方がいて，こういう場所に通院したほうがいいと言われたんですけど，なかなか足が進まなくて行かなかったんです。去年の11月に再犯してしまい，逮捕されました。その時にお世話になった弁護士の紹介で司法サポートプログラムを利用して，執行猶予判決後，榎本クリニックのSAGに通っているんです。

なかなか性的な欲求っていうのは消えないと感じています。今はもう捕まりたくないという気持ちが強いのでなんとかおさまっているような感じですが，やっぱり少しムラムラというか，綺麗な女性がいたら後を追ってしまったり，

なかなかこういう欲求というのは消えないなというのは，正直感じています。
　11月からSAGには定期的に通ってはいるんですけど，なかなか自分で治っているという感覚が持てないでいます。ここに通うのにも足が遠のいてしまう時期はあったんですけど，やはり私自身は依存症ということがいまいち理解できていないし，自分がもう依存症なんだよと言われているんですけど，どうしたらいいんだろうという気持ちがずっとあります。通ってもなかなか効果が実感できなくて，もっと通わなければいけないと思うんですけど，そうすると今度仕事とのバランスの問題が出てきて，なかなか毎日は通院できないですし，そしてちょっと遠いというのもあります。火曜日，木曜日，両方来たいとは思いますが，なかなか仕事の都合で来られなかったりするので，そうすると，仕事をやめてここに来るのがベストなのかと悩んでしまいます。ただそうすると，今までの一日のサイクルが崩れて，逆にストレスが多くなってしまうのではないかとか，生活の面で仕事がなくなってしまうと現実的に食べていけないということもあります。そこは今，葛藤というか，バランスが難しいなと思っています。
　やはりこの問題行動を治さないと，仕事自体もなかなか集中できないと感じているので，ここに来るのを優先にしたいとは思っています。これから仕事の都合を付けながら，なるべく多く参加できるようにしたいとは思っているんです。以上です。

司会　ありがとうございます。次の方お願いします。

H　こんばんは。

全員　こんばんは。

H　私の問題行動は，痴漢と盗撮，のぞきです。去年の8月と11月に警察に捕まりました。クリニックに来たのが去年の年末です。ちょうど5カ月目になります。
　「性依存症のリアル」というテーマなんですけど，結果から言うと，自分で生きづらくしてしまったなということを思い浮かべました。この問題は一生付いてまわるからです。

私の場合は問題行動をし始めたきっかけというのは，出来心と，あとは急に興味が湧いてしまって行動化して，それが成功体験につながってしまったというところからスタートしています。1回成功体験ができてしまうと，その後，それをするためにまた別の日に問題行動をしてしまい，どんどん問題行動をする時間が長くなっていったと思います。まさに「学習された行動を自ら強化する」ということをしていました。
　SAGに来ることになったきっかけは，弁護士の先生の紹介です。警察に捕まった後，自分の問題行動を治すためにはどうすればいいかというのを真剣に考えてみたんですけど，専門の治療とか，性犯罪を専門にしたお医者さんとか，病院というのがあるというのを知らなくて，一応インターネットでは調べたんですけど，私の検索の言葉が良くなかったのか，榎本クリニックに行き着くことができませんでした。弁護士の先生の紹介がなかったらまだクリニックには辿りついてなくて，自分で考えてモヤモヤしているという日々が続いていたんだろうと思います。たぶん，モヤモヤしている日が続いているとあまりよくないのかなと，自分で感じています。再犯のリスク，可能性というのも大きくなっていたのではないかと思います。そういう意味で言うと，榎本クリニックに来ることができて，デイナイトケアに毎日通わせてもらっているというのは，私にとっては良いことだと思っています。
　あとは火曜日，木曜日，金曜日にSAGに参加して，同じ問題を抱えている人たちで話すという機会をもらったというのは，私にとってはプラスだと思っています。以上です。

司会　ありがとうございます。次の方お願いします。

I　こんばんは。

全員　こんばんは。

I　私の問題行動は電車内の痴漢および露出です。私は最初，精神科の病院にたどり着いた時，強迫性障害と言われて，そのせいで性犯罪に逃げているんだなと思っていました。何度か逮捕・服役をして，8年前に保健センターの保健師さんに榎本クリニックを紹介されて，次の日にかかりつけの精神科の

先生に話をしたら，依存症だから，治療のために榎本クリニックに通ったほうがいいんじゃないかと強く後押ししてくれて，クリニックに来るようになりました。それ以来，週6日休まず通院しています。同じ問題を抱えた仲間たちと治療プログラムを受けて，クリニックに通ってからの7年間は，問題行動を起こしてないです。これからもクリニックに通い続けていきたいと思います。以上です。

司会 ありがとうございました。次の方お願いします。

J こんばんは。

全員 こんばんは。

J 私の問題行動は路上での強制わいせつ行為で，過去に2回逮捕されています。初めて逮捕されたのは高校生の時で，その時は少年院に入って1年程その中で過ごしていました。外に出てきて大体1〜2年程経ってくると，少しずつ，街中や駅ですれ違ったりする女性を見る目線が変わってくるというか，女性としてではなく性的な目線で見るようになってしまって，そうなるとどんどんまた同じことをやりたいなとか，そういった感情も出てきてしまいます。もちろん，一度逮捕されたこともあるので，ここでまた少しでも踏み出してしまったらもう後戻りはできないぞ，というふうに自分には言い聞かせていたんですけれど，それでも後をつけるぐらいなら良いだろうと，そういう安易な気持ちが出てしまって，結果，また同じことを繰り返してしまいました。

　当然，もうやめなければいけないとか，やめたいという気持ちは自分の中にはあったのですが，その半面，心の中にはやめたくないという気持ちもあって，ここでやめたらもったいないというか，もう一度ぐらいやってからやめようとか，そんな言い訳を自分に言い聞かせて，結果，何回も繰り返していたと思います。本当に今考えても，いつ警察に捕まってもおかしくない状態だったと思います。

　2回目に逮捕された後から榎本クリニックにつながって，もうすぐ1年半程経ちますけど，それから比較的落ち着いて生活はできています。でも，自

分が何年後とか何十年後とか経った時に，もしかしたらまた鉄格子の中にいるのではないかという不安は，いつになっても消えません。自分の中ではここにずっと通い続けることが一番大事だと考えているので，それを続けられるようにしていきたいと思います。以上です。

司会 ありがとうございます。では次の方，お願いします。

K こんばんは。

全員 こんばんは。

K 私の問題行動は電車内での痴漢です。過去2回，警察に捕まったことがあります。1回目が14年前です。朝のラッシュ時に女子高生を触って，現行犯で捕まり，その時は3日間拘留されて，罰金刑になりました。拘留された3日間，いろいろなことを考えました。区検というところで，検察の方と話をするまですごい時間があって，その待ち時間にそれまでの人生をずっと考えていました。それで，どこでどう間違えたのかというところまで，確か振り返りながら考えたと思います。そこである程度，自分なりに反省したと思っていたのですが，2年，3年経ち，普段の生活に戻ることで完全に自分の気持ちというか，考えが改まっていないことが分かって，また安易な方に流れてしまい，問題行動にどんどん近づいて行ってしまいました。結局その8年後，今から6年前に2回目の逮捕をされました。被害者は女子大生の方で，今度は帰りに捕まりました。その時に実は，「違う」と言ってホームに降りて少し逃げたんです。まあ，逃げられるはずもなく周りの方に押さえられました。その後駅へ行って，警察にも行ったのですが，結局，その時は被害者の方の厚意というと失礼ですけど，警察へ行ってお灸を据えて下さい，と言って下さったのかどうかも分からないのですが，警察から話は聞くかもしれませんという話をされ，その後は釈放されて，現在に至ります。

　2回目の逮捕時は実は結婚もしていて，身元引受人で母親が来てくれたのですが，さすがに妻はもう，その日からしばらく，何と言ったらいいんでしょうね，今まであったそういう感情，いわゆる愛情ですね，そういうものがもう本当になくなっちゃったんじゃないかと感じました。私は妻に対してはそ

ういう気持ちはなくなった訳ではないのですが，当然そういう報いを受けるべきものだと覚悟していました。妻は，はっきり言ってこういう夫を持って本当にいろいろ考えたと思いますが，結局サポートすることを選んでくれて，いろいろな病院などもネットで探してくれました。

　ここにつながった一つの要因は，弁護士の先生に，1回目も実はそうでしたが，2回目もその先生にお世話になって会いに行った時に，はっきりと，あなたは病気だよと言われたことがきっかけです。そこから病院を探そうということになって，探したのがこちらの病院と六本木にある病院，あともう一つ確かあったと思うのですが，横浜にある病院（大石クリニック）です。結果，こちらの方が通うのに良いだろうということで，榎本クリニックを受診しました。

　今は幸いなことに問題行動を起こさずにいますが，私が思うに，問題行動を起こしていないのは，あくまでも対症療法だと思っています。簡単に言うと，今まで電車通勤をしていたのを，現在はやめているということです。女性と触れ合うというか，接触する機会を極力なくしたということで，収まっているだけだと思うんです。

　他の方が言っていましたが，ある時に目が覚めたら，それこそ問題行動を正に起こすような状況になった時，自分はどうなるだろうと考えると，その方と同じで，問題行動を起こしませんと胸を張って言える自信は今の私にはまだありません。問題行動をしませんということを，100％胸を張って言えるためには，周りの方の協力も必要ですし，ここに通うことも必要ですし，日々被害者の方に迷惑をかけたということを一生考え続ける必要があると思います。警察からは何も言われていませんけれども，一生執行猶予期間という気持ちで，日々過ごしていこうと今は思っています。以上です。

司会　ありがとうございます。次の方，お願いします。

L　私が今日ここに座っている直接の理由は，小児性愛と都営バスの中での痴漢行為です。相手は男の子です。太っていてかわいい男の子でした。私は元々アルコール依存症でここに通っていたのですが，自分の性嗜好がおかしい事

に職員の方が気付いて，フロアが変更になりました。

　私はふくよかで，かわいい人を見ると触ることが我慢できません。私自身が痩せていて虚弱で背も低いこともあり，ふくよかな人が良いんです。自分より大きい人が良いんです。太っていれば男でも女でもかまいません。私の理想はお釈迦様なんです。お釈迦様には男も女もないですからね。お釈迦様のような巨大な肉の塊に身体をうずめたい，これが私の欲望です。好みのタイプが目の前にいると，全くコントロールが利かなくなります。こういった自分の性嗜好が変だという事に気付いたのも，SAGのグループに出るようになってからです。

　それまでは私はいたって正常な人間だと思っていました。だって脂肪に性欲を感じるのは皆同じでしょう。女性のバストやお尻も結局は脂肪なんですから。ボディビルダーのような女性に性欲を感じるのはかなり少数派ですよね。私はお釈迦様をモチーフにした絵をよく趣味で描くんですが，そういった絵で何度も賞を取ったこともあります。私のそういう絵には多分に性的なニュアンスが含まれています。そういった創作に自分の興味が向くと良いことは分かっているのですが，やはり絵では満足できない時もあります。

　話が逸れてしまいましたが，それで今回のような事件を起こしてしまいました。障害者の施設に通っている男の子とバス停が一緒になって，仲良くするふりをして，毎日触っていました。そうしたら男の子が施設の職員に相談をしたみたいで，一度注意されました。でもその後も，何度も何度も何度も，毎日毎日毎日毎日触っていました。全く我慢ができませんでした。そうしたらとうとう警察が来てしまいました。もうそのバスは2度と使うことができません。変な例えになってしまいますが，ステーキで赤身や霜降りの好みの違いはあっても，脂身だけを食べる人なんか居ないですからね。今はすごく後悔していて被害者の方にも悪かったと思っています。今日話せることは以上です。

司会　ありがとうございました。次の方お願いします。
M　皆さん，こんばんは。

全員 こんばんは。

M 私の問題行動は路上での強制わいせつです。2回逮捕歴があって、1回目は罰金、2回目は示談で、現在に至っています。

　性依存症のリアルという話ですが、スイッチが入ってしまったらもうどうしようもないというのが、他の方のお声もありましたが、この依存症のリアルじゃないかと思っています。1回目に拘留されて、その間に検事の取り調べとかがあって、非常に長い時間待たされながら聴取されるんです。そういったものを二度とやりたくない、もうこんな思いをするのはこりごりだと、本当に自分のやったことを反省していましたが、それが2回目、やはりスイッチが入ってしまった瞬間、そういったことも忘れてしまい行動に出てしまったところがあります。

　では、どうやってスイッチを入れないようにすればいいのでしょうか。いろいろな方法でリスクマネジメントをしていますが、そもそもの考え方ですけれども、二度とああいう思いはしたくない、もう捕まりたくないというのは、結局、自分本位の考え方だと思います。人間には性本能というものがありますから、これを健全な状態で性行為をするということは、何の問題行動でもないと思います。それを一歩、紙一重間違ってしまっているというのが現状で、それをどうやって回復するかというのは、今、2年ちょっと通わせていただいていますが、実際にはまだ結論は出てないです。

　いずれにしても、先程他の方が良いことをおっしゃったのですが、一生執行猶予、まさにその通りで、その意味でやはり完治というのはあり得ないと思いますし、できる限りこういう場に出て、自分の気持ちを発言することで、自分自身を整理しながら、なおかつ他の方の話を聞いて、一日一日をどうやって、スイッチを入れないように暮らしていくか、考えていくしかないのかなと思っています。少しまとまりませんが、以上です。

司会 ありがとうございます。次の方お願いします。

N こんばんは。私の問題行動はバスおよび電車内での痴漢行為です。今まで3回、警察に捕まって、1回目は反省文、2回目は検察庁まで行って不起訴、

3回目は示談成立で不起訴でした。

　性依存症ということに関して，その言葉を知ったのは2回目に警察に捕まった後，自分が一体どういう状況なんだろうと思い，少しインターネットで調べたら，自分の問題行動は性依存症と言われるものである可能性が高いことを知りました。私は並行して心療内科で強迫性障害の治療を受けていた時期があって，自分が抱えている問題についていろいろ考えたり悩んだりしているところでした。3回目の逮捕の後に，当時かかっていた精神科のドクターにそのことをお話したら，これは専門的な治療を受けるべきだということで，榎本クリニックを紹介され，通うことになりました。

　依存症ということは，私は以前，禁煙したことがあるのですが，やはり自分の頭の中では分かっているんだけれどもやめられないことだと思います。理性の部分では駄目だと分かっているのに，本能の部分では止められないというところがあったり，問題行動をした時に得られた快感であったり，自分の高揚している気分やスリル感を忘れられない，自分の脳の中でそういう仕組みができてしまっているという話を聞いたことがあり，なるほどと思いました。その仕組みが上手く働かないように自分の行動をコントロールすることが，今の私の目標です。これから皆さんのお話を伺いながら，学んでいければと思っています。以上です。

司会　ありがとうございました。では，次の方お願いします。

O　皆さん，こんばんは。

全員　こんばんは。

O　私も警察に捕まったことは5回あって，ここに来てからはもうすぐ3年になります。一度再犯ではないスリップをしてしまいましたが，それからはしないで過せています。性依存になってから，たぶん人生の半分ぐらいを病気と共に過ごしていると思いますが，今，認知行動療法やリスクマネジメントプランなどを通して自分の中でコントロールしながら，また皆さんの助けを借りながら，何とかやめている途中です。

　この前，妻に「少し優しくなったし，ケンカが少なくなってきたね」と言

われました。また仕事をしている時にも，全く関係ないのですが，失敗すると，どうせ自分は痴漢をやっているんだからとか，全く仕事とは関係はないのに，かなり自分を卑下してしまっている部分があったのが，3年間やらないというところで少し自分に自信がついてきたんじゃないかと思っています。私もこの病気は治らないと思っていますので，続けて榎本クリニックに通って来たいと思っています。以上です。

司会　ありがとうございました。では最後の方，お願いします。

P　こんばんは。

全員　こんばんは。

P　私の問題行動は，過度な風俗通いと不倫です。妻とは結婚して10年になります。今までに5回ほど妻にはばれています，ばれるという言い方も変ですが。5回目に発覚した時にこちらに通うようになってから1年半経ちます。それからは急にそういう気持ちは起きないようになっていて，現状，子どもも小学校に通い始めていて，先程も他の方の話にありましたが，どこかで急にスイッチが入ることがあって，一気に風俗に行きたいという気持ちが起きることがやはりあります。できるだけ考えないように回避するとか，繁華街などへ行かない，通らない，あとは子どもの写真を見て仕事に集中するだとか，そういった形でどうにか今は回避できていますが，また正直，いつどんな形でスイッチが入るかなという心配も常にあります。

　本当に今度は，……毎回，今度はと言われているのですが，今度こそ本当に妻も子どもも失うでしょうから，そういった人生を自分で想像した時に，考えられないなというのがありますので，自分の中での気持ちの整理をして，妻にも協力してもらい，少し強くなっていかなければいけないと思います。以上です。

司会　はい。ありがとうございました。少し時間をオーバーしてしまいましたけど，本日は皆さん，ご協力いただいてどうもありがとうございました。今日は皆さんの「性依存症のリアル」について聞くことができ，改めてこの問題の不可解で巧妙で強力なといわれる意味を再認識しました。また，これか

らも「今日一日」で取り組みを継続してください。
　ではミーティングを終わりにしたいと思います。ありがとうございました。

おわりに

榎本　稔（榎本クリニック）

　2015年4月，ショッキングなニュースが飛び込んできた。
　週刊誌の情報によれば，横浜市の元中学校校長T（64歳）が，フィリピンでおおよそ26年間にわたり，14歳〜70歳の女性，延べ12,660人を買春したというのである。Tが児童買春ポルノ禁止法違反（製造）の容疑で逮捕されたという報道に世間は大きな衝撃を受けた。
　Tは，フィリピン滞在中，1日に十数人の女性たちと性行為をし，時には乱交に及び，行為中はひたすら全裸の写真，性交中の写真を撮影していたという。発見された15万枚にも及ぶ写真は，女性ごとに番号を振ってしっかり整理されていた。
　ただし，Tは，日本ではただの一度も買春していないという。理科の教師であるTは，教育熱心で生徒には懇切丁寧に指導をしており，研究熱心で，いつも職員室ではさまざまな本を読んでいる真面目な教師であったという。
　人間の心の中には「善人」と「悪人」が棲んでいる。Tは，日本では表の顔である「善人」を演じているが，「仕事のプレッシャーが強く，倫理観のたがが外れたとき，フィリピンではその開放感を味わっていた」と供述している。裏の顔として「**性獣**」と化していったのである。正にコインの裏と表である。
　Tの買春行為は，何もかも驚異的な記録であるが，性依存症の究極の姿であろう。

酒（タバコ，コーヒー，麻薬など）は，古来，聖なるものとして宗教的儀式において用いられてきたが，次第に医薬品として用いられるようになった。ついで，社交的な目的で嗜好品として用いられ，一般に普及していった。ところが，飲酒の弊害が顕著になるにつれて，悪徳として評価され，ついには病として治療の対象になったのである。さらに，麻薬は犯罪として取締りの対象となったのである。性（行為）も同様の過程をたどっているといえよう。
　本書では，書く執筆者の自由な意向に委ねているので，文体は不統一のままである。
　まず，はじめに，当事者シリーズ Part 1 に深間内文彦先生が「痴漢加害者体験談」として，（その1）それは偶然から始まった，（その2）酒を飲んで覚えていないは NG，（その3）痴漢はゲームだ，というテーマで，さまざまな体験談を紹介している。つづいて，齋藤梓先生と深間内文彦先生が連名で「痴漢被害者体験談」を（その1）電車内での嫌な体験，（その2）母親の心配，（その3）私が悪いの？，と3人の被害女性の生々しい体験談を紹介している。
　次に榎本稔が「露出する男たち」でA，B，Cと三事例を紹介している。これに続いて，A子が妹の体験（談）を家族全体でひた隠しにしてきた物語を綴っている。
　そして，深間内文彦先生が「ストーカー加害者体験談」として，（その1）暴力の果て，（その2）何でも知りたいストーカー，（その3）実はストーカーは女性に多い，として詳しく紹介している。続いて，榊原佐和子先生と深間内文彦先生の連名で「ストーカー被害者体験談」として，（その1）もうムリ！，（その2）誕生日プレゼント，（その3）年齢問わず，（その4）リベンジポルノ・セクストーション，（その5）離婚したって終わらない，と5人の被害者の体験談を詳しく紹介している。
　当事者シリーズ Part 2 として，斉藤章佳先生が「小児性愛のリアル」について「彼らは反省しながらもまた再犯を繰り返す」重症の性依存症であると述べている。続いて，「強姦のリアル」について斉藤章佳先生は「魂の殺人」であると述べている。次に榎本稔が「セックス依存症の男たち」について紹介し，

極端な性嗜好障害，反社会性パーソナリティ障害と診断している。『「セックス依存症」を自称する女性たち』を取材している衿野未矢先生は，数十人の男性と性遍歴を続けている女性たちを詳細に書いている。

「風俗通いの男たち」を榎本稔が紹介している。彼らは，性欲が強く，呑兵衛がストレス発散に一杯飲むような気持ちで，風俗に通い，女性を支配する高揚感を得ている。そして，借金が重なり，困難に陥っているのである。「サイバーセックス依存症のリアル」は斉藤章佳先生が詳しく紹介している。現代社会の技術が進歩するにつれて新しい性依存症が急増している。続いて「盗撮のリアル」を斉藤章佳先生が紹介し，男性被害者をも紹介している。最後に榎本稔が「下着窃盗の男たち」を紹介している。専門家座談会と当事者座談会では，性依存症治療の難しさと治療者側の悪戦苦闘がにじみ出ている。

日本は，平和で豊かで治安のよい自由な国である。ところが，男女交際と性が自由に解放されるに従って，草食系男子，肉食系女子となり，結婚したくても出来ない男女が 500 万人にも増加している。ワーキングプアの男たちは，女性と出会う機会にも恵まれず，セックスする機会も乏しくなって，童貞やバージンが増えている。そういう現代社会の状況が性依存症の増加を促しているように思える。

性依存症の精神病理（こころの闇）については，『性依存症の治療』（金剛出版）を参照していただきたい。また，性依存症の人たちは，理系の人たち，ＩＴ関係の人たちが多いようである。人間関係，特に女性に対する接し方，口のきき方，交際する仕方が苦手のようである。生身の女性が苦手というより，怖いようである。だから，性依存症行為により女性を支配し，高揚感を高めようとしているようである。この女性に対する認知行動的な歪みは，生涯身について離れないのである。そして，再犯を何百回も繰り返し，女性に申し訳ないという贖罪の意識は全くないのである。

最後に，「禁酒法」について述べてみたい。

19 世紀末，米国は工業化，都市化が進み，工業生産は世界第１位になった。肥大化した都市に流入する労働者は，酒を飲み，酒におぼれていった。米国北

東部はピューリタンの伝統が強い地域で，厳格な道徳意識，倫理観をもっていた。このような地域では，飲酒することは，不道徳な行為，神の教えに背く行為，一種の悪とみなされたのである。

20世紀初頭は，米国史における改革主義の時代であり，「禁酒法（1920～33）」がつくられ，実施された。しかし，酒の消費量はかえって増え，もぐり酒場が登場し，酔っ払い運転は5倍にも増え，ギャング組織が暗躍したのであった。高貴な実験としての禁酒（法）は，結局のところ失敗に終わった。第2次世界大戦後，世界超大国となった米国では，アルコール問題が急増し，その対策を医療の手に委ねることになった。1951年，ジェネリックは，「アルコホリズムは一つの疾病である」とのキャンペーンを主導した。

アルコール問題の医療化が進み，1977年エドワーズによって「アルコール依存症」の用語が提唱され，WHOでは，「アルコール関連障害」，「アルコール関連問題」の用語を提唱した。

現在，アルコール関連問題，アルコール依存症は，WHOのICD-10（国際疾病分類第10版）の中に，「アルコール使用〈飲酒〉による精神及び行動の障害」として，また，米国精神医学会のDSM-Ⅳ-TR（精神障害の診断・統計マニュアル第4版改訂版』）の中に，「アルコール関連障害」として定位されている。

日本では現在，アルコール問題は精神医療の枠組みで治療・ケアされている。

ひるがえって，性依存症あるいは性犯罪問題は，懲役という矯正方法だけでは限界があり，再犯を防止することは困難を極めている。今後は，精神医療的なアプローチとの連携が必要となってくると考えている。

擱筆

編著者略歴

榎本　稔（えのもと　みのる）

1935（昭和10）年　東京都生まれ
1957（昭和32）年　東京大学教養学部理科二類修了
1961（昭和36）年　東京医科歯科大学医学部卒業
1969（昭和44）年　成増厚生病院副院長
1975（昭和50）年　山梨大学保健管理センター助教授
1988（昭和63）年　東京工業大学保健管理センター教授
1992（平成 4 ）年　榎本クリニック設立，院長
1997（平成 9 ）年　医療法人社団榎会・榎本クリニック理事長

医学博士（社会精神医学専攻）。日本精神神経学会理事，日本精神衛生学会理事，日本社会精神医学会理事，日本デイケア学会理事，日本学校メンタルヘルス学会理事，日本外来精神医療学会名誉理事長，東京精神神経科診療所協会理事，全日本断酒連盟顧問，日本「性とこころ」関連問題学会理事長，日本「祈りと救いとこころ」学会理事長等を歴任。

著　書

『性依存症の治療』（2014年）金剛出版
『榎本稔著作集Ⅰ　社会・文化精神医学 1』（2005年）日本評論社，
『榎本稔著作集Ⅱ　社会・文化精神医学 2』（2005年）日本評論社，
『榎本稔著作集Ⅲ　アルコール・薬物依存症』（2005年）日本評論社，
『榎本稔著作集Ⅳ　社会・文化精神医学 3』（2012年）日本評論社，
『かくれ躁うつ病が増えている―なかなか治らない心の病気』（2010年）法研，
『依存症がよくわかる本』（2007年）主婦の友社，
『アルコール依存症―回復と社会復帰』（1992年）至文堂，他多数

執筆者一覧（五十音順）

衿野　　未矢（ノンフィクション作家）
斉藤　　章佳（御徒町榎本クリニック）
齋藤　　　梓（目白大学心理カウンセリング学科）
榊原　佐和子（明治学院大学心理臨床センター）
深間内　文彦（榎本クリニック）

性依存症のリアル
<small>せい い ぞんしょう</small>

2015年7月10日 印刷
2019年9月20日 三刷

編著者　榎本　稔
発行者　立石　正信

装丁　本間公俊
印刷・製本　音羽印刷

発行所　株式会社　金剛出版
〒112-0005　東京都文京区水道1-5-16
電話 03-3815-6661　振替 00120-6-34848

ISBN978-4-7724-1437-1　C3011　Printed in Japan©2015

性依存症の治療
暴走する性・彷徨う愛

［編著］＝榎本稔

●A5判　●並製　●240頁　●定価 **1,200**円+税
● ISBN978-4-7724-1377-0 C3011

近年注目されつつある性的嗜好行動への治療的アプローチとして，
海外からの知見も踏まえ，
日本の現状をさまざまな角度から考察し，
新たな治療法を示唆する。

SMARPP-24
物質使用障害治療プログラム

［著］＝松本俊彦　今村扶美

●B5判　●並製　●170頁　●定価 **2,400**円+税
● ISBN978-4-7724-1430-2 C3011

薬物・アルコール依存症克服のための
基本プログラム最新版〈SMARPP-24〉登場。
睡眠薬や抗不安薬といった処方薬乱用・依存の問題，
危険ドラッグや処方薬を取り上げたセッションも追加！

CRAFT 依存症者家族のための対応ハンドブック

［著］＝ロバート・メイヤーズ　ブレンダ・ウォルフ
［監訳］＝松本俊彦　吉田精次　［訳］＝渋谷繭子

●A5判　●並製　●190頁　●定価 **2,600**円+税
● ISBN978-4-7724-1319-0 C3011

実証的研究で効果が証明された
依存症への治療法として最強のプログラム「CRAFT」。
家族や友人の薬物・アルコール問題で悩む方，
ならびに依存症問題の援助者必読の書。